TRAVAIL DE LA CLINIQUE D'ÉLECTROTHÉRAPIE DU D[r] TH. GUILLOZ, DE NANCY

ACTION DU COURANT CONTINU

SUR LA NUTRITION

ÉTUDIÉE PAR LA RESPIRATION DU MUSCLE

SOUMIS AU COURANT PENDANT SA SURVIE

PAR

Le Dr XAVIER MATHIEU

ANCIEN PRÉPARATEUR DE PHYSIOLOGIE A LA FACULTÉ DE MÉDECINE DE NANCY
LAURÉAT DE LA FACULTÉ : PRIX DE PHYSIOLOGIE (CONCOURS DE 1896)
MENTION HONORABLE DE CHIRURGIE ET ACCOUCHEMENTS (CONCOURS DE 1897)

NANCY
IMPRIMERIE BERGER-LEVRAULT ET Cie
18, RUE DES GLACIS, 18

1900

ACTION DU COURANT CONTINU

SUR LA NUTRITION

ÉTUDIÉE PAR LA RESPIRATION DU MUSCLE

SOUMIS AU COURANT PENDANT SA SURVIE

TRAVAIL DE LA CLINIQUE D'ÉLECTROTHÉRAPIE DU D[r] TH. GUILLOZ, DE NANCY

ACTION DU COURANT CONTINU

SUR LA NUTRITION

ÉTUDIÉE PAR LA RESPIRATION DU MUSCLE

SOUMIS AU COURANT PENDANT SA SURVIE

PAR

Le Dr XAVIER MATHIEU

ANCIEN PRÉPARATEUR DE PHYSIOLOGIE A LA FACULTÉ DE MÉDECINE DE NANCY
LAURÉAT DE LA FACULTÉ : PRIX DE PHYSIOLOGIE (CONCOURS DE 1896)
MENTION HONORABLE DE CHIRURGIE ET ACCOUCHEMENTS (CONCOURS DE 1897)

NANCY
IMPRIMERIE BERGER-LEVRAULT ET Cie
18, RUE DES GLACIS, 18

1900

ACTION DU COURANT CONTINU

SUR

LA NUTRITION

ÉTUDIÉE PAR LA RESPIRATION DU MUSCLE

SOUMIS AU COURANT PENDANT SA SURVIE

Comment a-t-on envisagé jusqu'ici l'action du courant continu sur l'organisme ?

S'il est une action qui devrait être parfaitement connue, à l'heure actuelle, c'est celle qu'exerce le courant continu sur l'organisme. En effet, cette action est fonction d'un agent qui peut être on ne peut mieux défini par ses constantes physiques. On ne saurait, il faut l'avouer, en dire autant de beaucoup d'autres modalités électriques employées en électrothérapie. C'est pourquoi cette étude nous apparaît comme fondamentale dans la partie thérapeutique qui nous occupe, et comme une des premières qu'il conviendrait de mener à bien.

L'emploi médical du courant galvanique date déjà de plus d'un siècle, et les applications qui en ont été faites à la thérapeutique sont des plus variées. Aussi est-ce avec un certain étonnement que l'on constate l'absence de notions certaines précisant l'action du courant galvanique sur la nutrition générale. C'est que les phénomènes multiples produits sur l'organisme complexe par le courant ont empêché les auteurs qui l'ont étudié de se rendre compte de son action spéciale sur les tissus vivants. Jusqu'à présent, l'électrophysiologie n'a envisagé ce courant que sous un aspect tout particulièr : dans ses relations avec le système neuro-musculaire considéré au point de vue de son excitabilité et de sa contractilité. De sorte que l'action propre du courant continu sur la nutrition n'a pas encore été définie. Et, bien que cette action se manifestât dans les applications thérapeutiques où l'on faisait usage du courant continu, l'absence de toute donnée certaine et rigoureuse basée sur l'expérimentation physiologique empêchait sur ce point de formuler autre chose que des hypothèses. Les effets constatés étaient rattachés à des causes secondaires, déterminées par l'application du courant, telles que modifications de la circulation, excitations nerveuses ou actions physico-chimiques. Mais l'action spéciale du courant continu employé sous un régime constant, sur la nutrition de la cellule vivante, est restée inaperçue.

Les premiers expérimentateurs qui mirent à profit la découverte de Galvani ne s'en servirent que comme agent d'excitation ; du reste, les moyens primitifs d'obtenir ces courants ne permettaient guère d'en faire un autre usage. Aussi ne sommes-nous pas surpris de voir A. de Humboldt, dans ses *Expériences sur le galvanisme*, publiées en 1797, ne faire mention que de l'excitation de la fibre musculaire et nerveuse. C'est, du reste, le sous-titre de son ouvrage. Les auteurs qui, après lui, s'occupèrent du galvanisme, ne s'écartèrent pas de cette voie et n'envisagèrent le courant galvanique qu'à ce point de vue particulier. Nous ne voulons pas passer en revue les auteurs qui étudièrent et appliquèrent les courants électriques : nous ne citerons que ceux dont les idées sur le courant galvanique nous paraissent intéressantes au point de vue spécial qui nous occupe.

Remak, en employant le galvanisme dans un but thérapeutique, fut amené par les faits observés à attribuer au courant continu des effets particuliers qu'il nomma *effets catalytiques*. Ses idées à ce sujet sont renfermées dans l'ouvrage qu'il publia en 1858 sur la *galvanothérapie*. Ce livre, qui contient un exposé approfondi de l'action du courant continu contre des états inflammatoires variés, résultats d'observations innombrables et péniblement effectuées, offre quantité de faits et de particularités du plus grand intérêt. C'est de l'ensemble de tous les faits observés que ressort l'idée que l'auteur s'est faite des effets spéciaux du courant continu, plutôt que d'expériences physiologiques rigoureuses. La cessation momentanée des douleurs locales, qu'elles existassent dans les muscles, le périoste ou les capsules articulaires, comme il le dit, par l'application de courants galvaniques, lui avait permis de supposer dans ce fait un engourdissement des nerfs sensitifs ou une dilatation locale des vaisseaux lymphatiques, ou la réunion de ces deux états. Il avait pu, par ses expériences sur la cuisse de grenouille, sur l'épaississement des muscles, montrer que le courant constant, même par son application sur la peau intacte, produisait une telle dilatation des vaisseaux sanguins qu'elle s'étendait jusque dans les muscles. Il vit aussi, par la même occasion, que le courant constant possédait la propriété d'augmenter la faculté endosmotique du muscle, et qu'en cela il différait essentiellement du courant induit qui, au contraire, paraît diminuer cette même faculté. « Toujours est-il, ajoute Remak, que dans l'action générale du courant sur les tissus il se trouvait des circonstances qui permettaient de distinguer deux séries de phénomènes :

« 1° Dilatation de vaisseaux sanguins et lymphatiques ; consécutivement à cette dilatation, dégorgement des cellules gonflées de sang et de lymphe, résorption d'exsudats en excitant un courant de liquides dans l'intérieur des tissus ; 2° Mutation électrolytico-chimique dans les tissus, accompagnée d'un transport électro-dynamique de liquides, telle que cette mutation pouvait déjà être supposée d'après les effets physiques cités plus haut.

« Ce court exposé, continue Remak, suffira pour faire comprendre comment j'ai été nécessairement amené à désigner les effets dissolvants et résolvants du courant, sous le nom d'*effets catalytiques,* qui résume en un mot la variété des effets isolés dont ils se composent. Parce qu'aussi ces effets dépassent de beaucoup la sphère de la *puissance électrolytique* du courant à laquelle il faut, en tout cas, attribuer une valeur sinon subordonnée, du moins difficile à limiter selon son degré et sa mesure. »

Nous voyons, par ces quelques lignes, que Remak attribuait au courant continu une action spéciale, qu'il ne définit ni n'explique, il est vrai, mais qu'il veut indépendante des actions physico-chimiques, car il a compris que ni les actions excitantes, ni les actions modifiantes du courant sur les nerfs et sur les muscles ne suffisent pas pour expliquer les cures produites par ce courant. Dans ses études sur l'action curative du courant galvanique sur les inflammations, les contusions, les extravasions sanguines, les rhumatismes, les névralgies, il se convainquit que les effets étaient produits peut-être directement, par la modification de la structure moléculaire, de l'osmose, etc., dans les tissus eux-mêmes, en partie aussi, indirectement, par des changements dans la circulation et dans l'irrigation des tissus. En effet, sous le nom de phénomènes catalytiques, il comprenait les phénomènes vaso-moteurs produits sur les systèmes circulatoires sanguins et lymphatiques par le courant électrique; une augmentation de la faculté d'imbibition des tissus, déterminant en particulier une augmentation de volume des muscles; une action modificatrice des échanges moléculaires qu'il attribuait à l'excitation ou à l'apaisement des nerfs, et aussi aux phénomènes électrolytiques; et, enfin, les conséquences et actions du transport mécanique de liquides d'un pôle à l'autre.

Mais il ne fit pas la part qui revenait à ces divers facteurs, et livra la question à ses successeurs. La conviction de l'existence réelle de ces effets s'est formellement imposée depuis Remak à presque tous les électrothérapeutes par une longue série d'expériences pathologiques et thérapeutiques; mais ces observations ont généralement rapport à des circonstances tellement compliquées qu'on aurait de la peine à obtenir une analyse exacte des différents facteurs qui entrent en œuvre. Avant lui, d'autres auteurs avaient déjà employé le courant continu dans certaines affections rhumatismales ou articulaires, mais ne s'étaient pas élevés au-dessus des cas particuliers. Hiffelsheim, par exemple, avait déjà appelé l'attention sur l'action des courants continus dans les affections articulaires, et Froriep avait été frappé de l'action du courant sur l'inflammation rhumatismale.

Depuis Remak jusqu'à nos jours, la question pendante au sujet de l'action du courant continu sur la nutrition n'a pas encore été élucidée ; ce n'est pas que des hypothèses plus ou moins séduisantes n'eussent été émises, mais les bases physiologiques ont manqué pour asseoir d'une façon définitive ces assertions. Les observations cliniques seules faisaient tous les frais de l'expérimentation.

Les successeurs de Remak portèrent, en effet, plus spécialement leur attention du côté de la pathologie plutôt que de celui de la physiologie; ils étudièrent le courant comme méthode d'investigation et de traitement dans les paralysies, et le côté de la question qui nous occupe leur échappa.

Une thèse soutenue en 1866 par Wintrebert sur « l'action des courants continus sur l'organisme » ne nous fournit aucun fait intéressant, ni aucune idée nouvelle à retenir, sur l'action du courant continu sur la nutrition générale, action dont l'auteur a négligé de parler d'une façon spéciale; il s'est borné à passer en revue les effets particuliers du courant sur les nerfs, l'estomac, la circulation et les sécrétions, en considérant le courant comme agent d'excitation, et à rappeler l'action osmotique de l'électricité galvanique, ainsi que l'expérience de Remak qui avait vu se gonfler une patte de grenouille traversée par le courant continu.

D'après cet auteur, les courants sont susceptibles d'exercer sur les organes trois espèces d'effets : des effets physiologiques, des effets chimiques et des effets calorifiques. Incidemment il rappelle, en parlant de l'endosmose électrique, que cette dernière, combinée avec les phénomènes vaso-moteurs, facilite les phénomènes d'assimilation et de désassimilation au niveau des tissus.

C'est également en se basant sur l'augmentation des phénomènes d'osmose par le courant électrique, qu'Onimus explique l'action du courant sur la nutrition des tissus. Cette action est présentée sous une forme qui a une grande analogie avec les idées de Remak, et la conception n'en est peut-être pas nouvelle. Mais avec sa grande sagacité de clinicien, Onimus entrevoit la conception de l'exaltation, sous l'influence du courant, de l'activité vitale propre à la cellule, tout en ne voyant cependant là, en dernière analyse, que des phénomènes osmotiques. Voici ce qu'il écrivait en 1869 dans un mémoire publié dans la *Gazette des hôpitaux :*

« La nutrition, malgré toutes les objections qu'ont pu lui faire quelques médecins, a pour condition essentielle des phénomènes d'endosmose et d'exosmose. Il faut à toute substance organisée une condition chimique particulière ; elle n'existe avec ses propriétés de matière vivante qu'à cette seule condition. Et comme, à chaque instant, son activité, c'est-à-dire le résultat de ses propriétés, nécessite l'usure d'une partie de ses éléments constitutifs, il faut, pour qu'elle reste matière vivante, qu'elle reçoive des produits nouveaux pour reconstituer son état normal. Un mouvement d'exosmose, c'est-à-dire un rejet des produits qui ont servi et qui ne sont plus aptes à maintenir l'état organique normal, et un mouvement d'endosmose, c'est-à-dire une assimilation de nouveaux produits, sont donc des phénomènes fondamentaux. Que les substances ainsi assimilées et désassimilées soient dans leur composition chimique différentes des substances inorganiques, que le phénomène soit plus compliqué que celui qui se passe entre deux liquides inorganiques séparés par une membrane endosmotique, personne ne le nie. Mais il n'en est pas moins vrai qu'il y a là en dernière analyse un phénomène physique et chimique. Or, sans nous arrêter sur cette discussion, nous pouvons dire de suite que les courants continus *doivent* avoir sur ces phénomènes une action bien plus marquée que les courants d'induction. » Ici l'auteur rappelle que l'action osmotique s'opérant entre deux liquides séparés par une membrane, est favorisée par le passage du courant électrique. Il continue : « Les courants continus *peuvent* donc agir sur la nutrition générale en activant les phénomènes d'endosmose et d'exosmose. Mais tandis que pour les liquides inorganiques les courants électriques n'agissent que pendant leur passage, pour les corps organisés leur action se prolonge encore après leur cessation pendant un temps plus ou moins long. Les corps vivants ont en eux-mêmes leur activité ; ils sont à la fois cause et effet ; toute augmentation dans une de leurs manifestations entraîne pendant longtemps une augmentation dans toutes les autres. A l'état normal, l'être vivant tient à sa disposition tous les produits nécessaires pour son fonctionnement : l'électricité à courant continu vient activer les phénomènes physiques et chimiques nécessaires à ce fonctionnement ; elle agit comme ce que l'on a appelé en mécanique les forces de dégagement. C'est l'étincelle qui allume la poudre, le frottement qui dégage toutes les affinités qui préexistent dans le phosphore et dans le soufre. De plus, un élément anatomique et surtout une cellule nerveuse une fois excités, deviennent eux-mêmes un centre d'activité. Leur fonction a été sollicitée par l'augmentation de nutrition, et à leur tour leur fonctionnement va augmenter les phénomènes principaux de la nutrition. Hiffelsheim avait commis cette erreur de croire que les courants continus n'agissaient que pendant le temps de leur application. Ce qui est vrai pour les corps inorganiques ne l'est pas toujours pour les corps vivants. D'ailleurs, même pour les corps inorganiques, il existe plusieurs cas où l'action de l'électricité se prolonge longtemps après son application. » L'auteur examine, dans la suite de cet article, l'action du courant sur les nerfs et, par leur intermédiaire, sur la circulation.

Il y a dans ces idées énoncées par Onimus quelque chose de particulièrement intéressant : c'est l'affirmation de cette persistance de l'action du courant sur l'organisme vivant. Aussi, bien qu'Onimus ait vu surtout dans cet effet du courant continu sur les tissus une action favorisant l'endosmose et l'exosmose qui pour lui sont les conditions de la nutrition, c'est peut-être lui qui s'est le plus approché de la vérité relativement à cette action, en affirmant sa persistance après le passage du courant. Mais ce ne sont là que des vues de l'esprit et l'auteur n'apporte pas à l'appui de ses dires d'expériences probantes et indiscutables. Il se contente d'affirmer ce qu'il croit être l'expression de la vérité, opinion basée sur ses observations cliniques. Malgré leur ingéniosité, ces considérations philosophiques purement subjectives doivent faire place actuellement à des données objectives précises.

Les mêmes idées sont reproduites dans le traité d'électrothérapie qu'il publia avec Legros, et dernièrement encore, Onimus est revenu sur ces questions ; voici ce qu'il dit dans le *Testament scientifique d'un électrothérapeute*[1] : « Pour les courants continus, il y a une pénétration profonde et intime des tissus ; ils vont pour ainsi dire chercher et provoquer jusque dans leurs derniers retranchements les molécules pour les faire fonctionner. Mais cette action est silencieuse et elle se rapproche ainsi de l'influence physiologique. On peut la constater au microscope et rien n'est plus intéressant que d'examiner une région où la circulation est ralentie et dans laquelle on fait passer un courant continu. En même temps, cet examen vous démontre la réalité de la contraction autonome des vaisseaux et leur action incontestable sur les phénomènes de la circulation. »

Erb, dans son *Traité d'électrothérapie*[2], déclare que toutes les tentatives faites pour rattacher les effets du courant électrique aux actions physiologiques peu nombreuses connues jusqu'alors (action excitante et modifiante, électrotonus, électrolyse, etc.) doivent être considérées comme des échecs. « La tendance très répandue d'attribuer une

1. Volume jubilaire du cinquantenaire de la Société de biologie. 1899.
2. Traduction A. Rueff. Paris, 1884.

action prédominante dans ces effets aux influences vaso-motrices et à la galvanisation du sympathique, dit-il, ne nous a nullement fait progresser au point de vue de nos connaissances théoriques. Sans cesse et toujours, nous sommes ramenés aux effets *catalytiques* déjà indiqués par Remak, mais qui toutefois jusqu'ici *ne nous ont conduit en rien à une science effective.* » L'auteur s'étend longuement sur les phénomènes vaso-moteurs déterminés par l'application du courant et y joint les effets électrolytiques produits à l'intérieur des tissus eux-mêmes sur les limites des diverses portions organiques histologiques, ainsi que l'existence d'effets cataphoriques démontrés par Munk dans l'organisme vivant. Enfin il cite timidement l'action des nerfs trophiques, comme susceptible de servir d'intermédiaire entre le courant et les tissus eux-mêmes.

Cyon, avec le sens critique qui le caractérise, montrait l'insuffisance des observations cliniques dans les applications du courant continu aux cas pathologiques, pour déterminer le mode d'action de ce courant, et en cela il avait raison. Après avoir parlé des effets modificateurs et électrotoniques ainsi que des effets électrolytiques du courant galvanique, il ajoute [1] : « Cependant nous devons avouer de suite, quant à ces derniers, que, malgré la certitude de leur existence, nous n'avons que des données scientifiques très incomplètes sur leur signification thérapeutique. Les électro-thérapeutistes parlent, à la vérité, de résorptions d'exsudations, de décompositions de tumeurs, etc., obtenues par l'influence du courant cons-

1. *Principes d'électrothérapie*, par le Dr E. Cyon. Paris, 1873.

tant ; mais, en admettant même que quelques-uns des cas qu'ils citent aient été suffisamment bien observés, cela permet-il d'affirmer que le courant constant a agi là par électrolyse ? Ne peut-on pas expliquer la chose autrement ? Cette résorption ne peut-elle avoir été déterminée par une irritation réflexe des nerfs vaso-moteurs ? La question peut certainement être résolue expérimentalement. »

Ces paroles de Cyon n'ont cessé d'être vraies aujourd'hui et la question du mode d'action du courant continu sur la nutrition est restée jusqu'à présent au point où elle était au moment où l'auteur a écrit ces lignes. On a, il est vrai, précisé les données que l'on possédait alors sur les nerfs vaso-moteurs, et les voies de conduction présidant à ces phénomènes ont été nettement déterminées ; on a démontré avec certitude l'existence des nerfs trophiques et de leur action ; l'électrolyse a été étudiée au sein des tissus, la cataphorèse également. Mais toutes ces notions précisées n'ont pas néanmoins donné la clé du mode d'action du courant continu sur les tissus vivants.

Certainement, dans l'organisme complexe, le courant peut agir par excitation nerveuse, centrale ou ganglionnaire, sur les filets des nerfs trophiques pour exciter la vitalité des tissus par leur intermédiaire ; il peut provoquer des réflexes vaso-moteurs qui, en activant la circulation au niveau des parties soumises à l'action du courant, favoriseront les échanges nutritifs, et, en fait, il en est ainsi dans ses applications. Mais cette action indirecte est-elle la seule que le courant soit susceptible de produire ?

C'est du moins la seule dont on ait parlé et qu'on ait

étudiée. Les auteurs qui se sont occupés du courant continu n'ont fait mention de l'électricité que comme agent d'excitation nerveuse. Ils ont analysé les phénomènes produits par l'excitation du sympathique, du pneumogastrique, du bulbe, des nerfs sécréteurs. Mais est-ce bien là une action spécifique et ne pourrait-on obtenir ces effets au moyen d'autres excitants physiques?

Et non seulement on n'a pas précisé le mode d'action du courant continu sur la nutrition générale, mais on n'a même pas établi expérimentalement cette action d'une façon indiscutable.

Aussi n'est-elle pas admise par tous. Sans parler de Duchenne de Boulogne qui n'admettait en thérapeutique que les courants faradiques, sans donner de raisons sérieuses de ses préférences, et qui n'avait pour les motiver que l'ignorance des effets déterminés par le courant, bon nombre d'auteurs abandonnent aujourd'hui ce mode d'application de l'énergie électrique. Il semblerait même qu'actuellement toute action sur la nutrition générale soit refusée au courant continu employé sous un régime constant. Nous ne pouvons mieux faire, pour résumer les opinions des électrothérapeutes contemporains à ce sujet, que d'extraire le passage suivant d'un ouvrage élégamment écrit que M. H. Guimbail vient de faire paraître récemment[1]. En parlant de l'action du courant constant administré dans le bain, cet auteur ajoute : « Il sollicite si faiblement l'effort nutritif que le coefficient d'oxydation ne change pas avant, pendant ou après son passage à tra-

1. *La thérapeutique par les agents physiques,* par le Dr Henri Guimbail. Paris, 1900.

vers l'organisme. *Le courant voltaïque continu n'a donc aucun effet sur les échanges nutritifs ;* son emploi, utile contre certaines déterminations locales, nerveuses ou musculaires, centrales ou périphériques, ne présente aucune indication au point de vue spécial qui nous occupe ici. Les résultats cliniques de plusieurs praticiens et les miens concordent absolument avec l'expérimentation physiologique. Seul Gærtner, de Vienne, le préconise, en application particulière dans la baignoire à deux loges dont il est l'inventeur. Il prétend en retirer des effets électrolytiques et de cataphorèse ; il joint en effet à l'eau du bain des substances médicamenteuses dans un grand nombre de cas. Or il est aisé de démontrer que les effets chimiques du courant constant, si manifestes aux pôles et aux régions péripolaires de l'électrolyte, n'étendent guère leur action dans l'organisme d'une manière manifeste dans les segments interférents ; que dans ces segments elle va s'atténuant de la périphérie au centre. Mais ce n'est pas là la principale objection à adresser à l'emploi du courant constant administré à l'ensemble de l'organisme sous forme de bain hydro-électrique. Nous demandons à l'énergie électrique non pas de produire dans l'économie des phénomènes, déterminés d'avance, de dissociation moléculaire qui transportent les acides d'un côté, les bases de l'autre. Réclamer d'une application générale, faite dans le but d'améliorer la nutrition, un tel résultat, serait tout simplement absurde. Ce que nous cherchons, c'est à stimuler dans certains cas, à ralentir dans d'autres cas, le double mouvement d'assimilation et de désassimilation de la matière dont la cellule est le siège. Lorsque nous nous proposons de modifier favorablement une diathèse, nous avons en vue d'exciter la cellule à opérer plus complètement le travail de sélection par lequel elle appelle à elle les matériaux nutritifs contenus dans les milieux liquides où elle vit, d'une part, et, d'autre part, après les avoir complètement élaborés, à rejeter sans effort les substances excrémentitielles qui l'encombrent. Ces opérations sont bien éloignées du travail électrolytique que certains praticiens réclament du bain hydro-électrique à courant continu. »

Cette opinion, contraire à celle des anciens électrothérapeutes, est aussi contraire à celle de M. le professeur agrégé Th. Guilloz. Frappé de l'action favorable exercée par le courant continu sur les maladies de la nutrition, il a entrepris depuis plusieurs années déjà l'étude de l'action trophique de ce courant. Il appliqua d'une façon méthodique le courant continu à haute intensité au traitement de la goutte et de l'obésité, et vit sous son influence l'état général des malades s'améliorer notablement. Ses premières observations furent publiées dans la thèse du Dr A. Guilloz[1]. Ces faits furent l'objet d'une note présentée à l'Académie des sciences le 1er mai 1899, sur le « Traitement électrique de la goutte ». Après avoir indiqué la double indication qui s'impose dans ce traitement : augmenter l'activité nutritive des tissus et éliminer les déchets existants, M. Th. Guilloz poursuit :

« J'ai d'abord cherché, comme Edison, Labatut, une action locale par transport électrolytique de lithium au

---

1. *Du traitement électrique de la goutte*. Nancy, 1898.

niveau des jointures atteintes, mais en employant des courants plus intenses allant jusqu'à 150 à 200 milliampères et passant pendant vingt à trente minutes. J'ai observé que les goutteux ainsi traités, sans changement dans leur régime, maigrissaient en même temps qu'ils accusaient une amélioration de leur état général. Pensant alors à une action trophique globale du courant continu, j'ai appliqué systématiquement ce courant à d'autres ralentis de nutrition, aux obèses. J'ai pu obtenir chez certains sujets, sans changement de régime alimentaire et dynamique, un amaigrissement allant de 10 kilogr. à 15 kilogr., avec une moyenne de 1 kilogr. par semaine. Les urines n'ont donné aucune augmentation de déchets azotés (dosages d'urée, d'azote total), ce qui prouve que le muscle n'est pas altéré et que l'amaigrissement se fait aux dépens des graisses et hydrocarbonés, preuve d'une nutrition suractivée. » Depuis, de nouvelles observations sont encore venues s'ajouter aux premières et les ont confirmées. L'amélioration constatée chez tous ces malades que nous suivons depuis plusieurs années, s'est maintenue, tout au moins partiellement, et les accès des goutteux traités ont totalement changé de caractère : leurs manifestations sont frustes et leur durée est considérablement réduite. L'action du courant continu sur l'être vivant est donc bien réelle.

Il importait de connaître le mécanisme de cette action stimulante du courant continu sur l'organisme. C'est pourquoi M. Th. Guilloz a été amené à réaliser des dispositifs permettant d'étudier objectivement cette action. Nous avons assisté au début de ces expériences et une fois la technique établie, notre maître a bien voulu nous associer pleinement à ses recherches, qui sont actuellement poursuivies dans plusieurs directions, et dont un ensemble, déjà suffisant pour apporter une preuve convaincante de l'action trophique du courant constant sur la cellule vivante, est réuni dans notre thèse inaugurale.

Les recherches pouvaient porter sur l'organisme entier. Dans ce cas, la chaleur dégagée et l'examen des gaz de la respiration auraient donné la mesure de l'activité vitale des tissus. Nous ne doutons pas qu'une étude de ce genre ne vienne bientôt confirmer les faits cliniques observés, malgré les difficultés que l'on rencontre dans cette sorte d'expérimentation. Mais de telles expériences ne peuvent que renforcer les conclusions résultant d'observations cliniques bien faites. Elles ne renseigneraient pas plus que ces dernières sur le mode d'action du courant continu sur l'organisme, et la question posée resterait entière.

Action du courant continu sur la respiration du muscle pendant sa survie.

Devrait-on voir dans cette action excitante de la nutrition un phénomène réflexe, dont le point de départ serait l'irritation des nerfs sensitifs, soit cutanés, soit internes, par le courant continu, action réflexe intervenant sur la nutrition des tissus par l'intermédiaire des nerfs trophiques? Le courant continu agirait-il simplement en provoquant des alternatives de constriction et de dilatation vasculaires, favorisant les échanges biologiques dans tous les points où ce mécanisme rendrait la circulation plus intense? Ou bien, indépendamment du système nerveux, y aurait-il là une action propre du courant continu sur la cellule vivante considérée isolément?

Il importait, comme nous venons de le dire, pour débuter dans cet ordre de recherches, d'éviter les expériences faites sur un organisme complexe, chez lequel les diverses fonctions retentissent forcément les unes sur les autres. Les causes d'erreurs multiples rencontrées dans ce genre d'expérimentation, la difficulté de remonter aux causes réelles des phénomènes observés, nous obligeait, si nous voulions dégager des données précises et inattaquables, à nous servir du procédé expérimental le plus simple. Nous devions nous adresser à la cellule vivante soustraite à l'influence du milieu plus ou moins variable dans lequel elle vit d'habitude. Il était donc nécessaire, pour remplir ces conditions, d'employer un tissu vivant isolé de ses connexions vasculaires et nerveuses.

C'est le muscle que nous avons choisi comme sujet d'étude. Il nous fallait, en effet, un tissu doué d'une survie assez longue pour permettre l'expérimentation sur ce tissu isolé.

Or, le muscle était un réactif idéal pour ce genre d'expérimentation. Dans son remarquable travail sur les « phénomènes de survie dans les muscles après la mort générale », M. Tissot, en élucidant certains points encore controversés au sujet de l'activité vitale propre du muscle, nous permettait d'opérer sur un terrain connu.

Non seulement nous avions besoin d'un tissu doué d'une vitalité propre pouvant se manifester en dehors des conditions où il se trouve habituellement, mais encore son activité vitale devait-elle pouvoir être constatée facilement et mesurée avec une précision rigoureuse. Or, ces conditions se trouvaient réalisées complètement dans le muscle. En effet, la vitalité du tissu musculaire est constatée par sa respiration qui comporte l'absorption d'oxygène et le dégagement d'acide carbonique. Elle est mesurée par la plus ou moins grande quantité d'oxygène absorbée, qui seule peut être utilisée dans ce but. M. Tissot, en expérimentant sur des muscles tués par la chaleur, a vu que ces derniers absorbaient d'autant moins d'oxygène que la cuisson avait été plus complète, tandis que l'acide carbonique dégagé augmentait. C'est ce qui lui a permis de dire qu' « en face des différences constatées entre les échanges gazeux d'un muscle cuit et d'un muscle normal, on est autorisé à conclure que l'absorption de l'oxygène par le muscle est un phénomène vital et que ce phénomène disparaît presque complètement dans le muscle mort ». Les propositions suivantes de cet auteur résument les expériences qu'il effectua pour démêler la signification générale du dégagement d'acide carbonique :

« 1° La quantité totale d'acide carbonique dégagée par un muscle placé dans l'air n'a aucun rapport avec les phénomènes d'activité physiologique dont le muscle isolé est encore le siège ;

« 2° Seule, la quantité d'oxygène absorbée est en relation avec les phénomènes physiologiques des muscles. »

Nous avions donc dans le muscle un réactif physiologique approprié à nos recherches. Jusqu'à présent, nos expériences ont porté sur des muscles d'animaux à sang froid. Les conditions habituelles où vivent ces muscles les rendent moins sensibles aux variations de température que ne le seraient des muscles d'animaux à sang chaud. Leur vitalité peut s'exercer, en effet, d'une façon suffisante à des températures diverses, ce qui facilite beaucoup l'expérimentation. Il est ainsi loisible de laisser les muscles en expérience à la température ambiante du laboratoire.

Nous nous sommes servis des membres postérieurs de la grenouille. Les dimensions restreintes de ces pattes permettaient de les employer en entier en leur conservant leurs surfaces naturelles et de se servir d'appareils peu volumineux.

De plus, les muscles longs de la patte de grenouille se prêtaient fort bien aux applications électriques que nous voulions faire, la forme de la patte permettant des prises faciles de courant.

Pour toutes nos expériences, la préparation du muscle a toujours été la même. La grenouille est décapitée, puis dépouillée rapidement. Le train postérieur est ensuite détaché et les pattes séparées au niveau du pubis ; puis le pied est sectionné au niveau de l'articulation tarso-métatarsienne. Ces manipulations sont faites aussi aseptiquement que possible, sur une plaque de verre stérilisée. On a ainsi deux pattes, sensiblement de poids égal, dont l'une pourra servir de témoin à l'autre. Dans des expériences répétées, nous avons, en effet, toujours trouvé à l'analyse des gaz de respiration des deux pattes d'un même animal, placées dans les mêmes conditions et ayant respiré pendant le même temps, des nombres sensiblement égaux d'oxygène absorbé et d'acide carbonique dégagé. Nous donnerons plus loin les chiffres de ces expériences comparatives.

Dans toutes nos expériences, nous avons fait respirer les muscles dans une atmosphère limitée, qui était analysée à la fin de l'expérience. La comparaison entre le chiffre d'oxygène trouvé après l'expérience et la quantité primitive calculée par rapport à l'azote, indiquait l'oxygène absorbé.

Méthode analytique.

Il s'agissait, en principe, de voir si le courant continu peut faire varier les échanges respiratoires du muscle, ce qui indiquerait une modification de l'activité cellulaire de ce dernier.

Il semble très simple d'effectuer cette démonstration : placer les deux pattes d'une grenouille chacune dans un certain volume d'air, faire passer un courant à travers l'une d'elles tandis que l'autre resterait sans courant pour servir de témoin, puis effectuer l'analyse de l'air où chacune de ces deux pattes aurait respiré. La comparaison entre les résultats des deux analyses indiquerait s'il s'est produit des changements dans l'activité respiratoire du tissu électrisé.

Mais, pour pouvoir tirer cette conclusion, il faut être certain que les modifications apportées à l'atmosphère limitée dans laquelle respire la patte en expérience, ne peuvent être déterminées que par la respiration de cette patte. Or, le fait du passage du courant complique la question. Autant il est simple de mettre une patte sous une cloche sur la cuve à mercure et d'analyser ensuite l'atmosphère de la cloche, autant il est délicat de faire passer un courant à travers le muscle situé dans cette cloche, sans apporter des causes d'erreur rendant impossible l'interprétation des résultats obtenus. Il est absolument nécessaire d'éviter tous les phénomènes électrolytiques qui pourraient se produire, car ils sont susceptibles à eux seuls de modifier la composition de l'air de la cloche où se trouve la patte.

Si l'on veut pouvoir se baser sur les modifications apportées à l'atmosphère où respire le muscle pour en déduire son activité respiratoire, il faut que rien en dehors de ce tissu même ne soit capable d'amener un changement quelconque dans la composition de l'air de la cloche.

Or, cette composition peut varier sous l'influence :

1° Des dégagements gazeux dus à l'électrolyse produite à la surface de séparation entre les tissus et l'électrode ;

2° De l'absorption de l'oxygène ou de l'acide carbonique par les produits de l'électrolyse ;

3° D'une action possible du courant sur le tissu lui-même ;

4° Enfin, seulement de la respiration du muscle soumis au passage du courant continu.

Or, de ces divers facteurs, les dégagements de gaz dus à l'électrolyse sont peu importants et masqués par les absorptions dues aux produits d'électrolyse, et les oxydations déterminées par la présence de ces derniers, lorsque l'on opère dans les conditions suivantes : On place chacune des pattes en expérience, préparées comme il a été dit plus haut, dans un tube en U renversé, de 2 centimètres de diamètre environ, plongeant par ses deux extrémités libres dans deux godets remplis de mercure, qui servira de prise de courant. Si l'on fait passer un courant déterminé à travers l'un des tubes et que l'on compare après analyse la quantité d'oxygène absorbée dans les deux tubes, on trouve constamment une absorption de ce gaz bien plus considérable dans le tube où a passé le courant.

Voici le détail d'une de ces expériences :

Expérience I. — Les deux pattes d'une même grenouille, préparées comme nous l'avons indiqué, sont placées chacune dans un tube en U dont les deux extrémités plongent dans des godets de mercure. On fait passer à travers la première un courant de 2,5 milliampères pendant une heure. La seconde est laissée à elle-même sans courant. Poids des deux pattes : 10 grammes. — Température pendant l'expérience : 17°.

Le courant est amené progressivement, de façon à ne pas provoquer de contractions musculaires dans la patte qu'il traverse. Le rhéostat employé est celui de M. Th. Guilloz, dans lequel la solution de sulfate de cuivre a été très étendue, afin de permettre une gradation plus parfaite. Le courant est pris sur une batterie d'accumulateurs donnant 110 volts.

Vingt-cinq minutes après la mise en route de l'expérience, le premier tube est recouvert intérieurement d'une buée abondante, tandis que des traces légères de vapeur apparaissent seulement sur les parois du deuxième.

Au bout d'une heure, le courant est graduellement arrêté, puis les gaz recueillis sur la cuve à mercure et analysés.

Analyse des gaz.

	Volume de l'atmosphère après l'expérience.	Oxygène avant l'expérience.	Oxygène après l'expérience.	Oxygène absorbé.	Acide carbonique.
	c. c.	c. c.	c. c.	c. c.	c. c.
1° Patte électrisée.	7,90	1,78	1,10	0,68	0,00
2° Patte normale.	9,80	2,06	1,75	0,31	0,20

Ce qui frappe à l'examen de ces résultats, c'est l'absence totale d'acide carbonique dans le tube où a passé le courant, tandis que l'oxygène absorbé l'est en quantité notablement plus considérable dans ce tube que dans celui où respire la patte témoin. Nous avons en effet, sous le rapport de l'oxygène absorbé, une différence de $0^{cc},37$ (0,68 — 0,31) en faveur du tube où a passé le courant.

Cette constatation, paradoxale au point de vue du quotient respiratoire, a son explication dans ce fait qu'au niveau de séparation entre le mercure et le muscle, il se produit une électrolyse de ce dernier, déterminant l'apparition de produits basiques à la cathode et acides à l'anode. Les bases mises en liberté absorbent tout l'acide carbonique dégagé, d'où absence de celui-ci dans l'air du tube. A l'anode, au contraire, les acides formés provoquent l'oxydation du mercure, ce dont on s'aperçoit, pendant l'expérience, à la teinte noire irisée que prend la surface intérieure de celui-ci au pôle positif. Il y a, de ce fait, une absorption supplémentaire d'oxygène qui s'ajoute à celle déterminée par la respiration du muscle ; c'est ce qui produit cette différence assez grande constatée entre l'oxygène consommé dans les deux éprouvettes.

En effectuant l'expérience, non plus sur du muscle vivant, mais sur du muscle tué par la chaleur, ou sur une mèche de coton imbibée de sérum artificiel, on obtient également une certaine absorption d'oxygène dans le tube où a passé le courant, moindre naturellement qu'avec le muscle vivant, qui vient ajouter sa consommation propre d'oxygène.

Expérience II. — Les deux pattes d'une grenouille sont préparées comme nous l'avons indiqué plus haut. L'une est laissée normale, tandis que l'autre est tuée par immersion dans de l'eau à 80° pendant 10 minutes. Chacune de ces pattes est ensuite placée dans un tube en U dont les deux extrémités plongent dans deux godets de mercure. Les deux tubes sont disposés en série pour le passage du courant. Ils sont traversés tous deux par un courant de 1 milliampère. Poids de chaque patte : 5 grammes. — Température pendant l'expérience : 18°.

Le courant est arrêté au bout d'une heure, les gaz sont recueillis et analysés.

Analyse des gaz.

	Volume de l'atmosphère après l'expérience.	Oxygène avant l'expérience.	Oxygène après l'expérience.	Oxygène absorbé.	Acide carbonique.
	c. c.	c. c.	c. c.	c. c.	c. c.
1° Patte vivante .	8,15	1,78	1,30	0,48	0,025
2° Patte morte. .	8,60	1,84	1,60	0,24	0,00

On constate dans cette expérience qu'une quantité notable d'oxygène ($0^{cc},24$) a été absorbée dans le tube renfermant la patte tuée par la chaleur. Or M. Tissot a démontré expérimentalement, et l'expérience a du reste été répétée par nous, qu'un muscle ayant été soumis à cette température n'absorbe plus qu'une quantité infime d'oxygène. Dans le cas présent, cette consommation n'est donc pas imputable à la respiration du tissu, mais bien à l'électrolyse.

EXPÉRIENCE III. — Les deux pattes d'une grenouille sont isolées puis tuées par immersion pendant 10 minutes dans de l'eau à la température de 65° C. Elles pèsent ensemble 6 grammes. Elles sont disposées chacune dans un tube à expérience reposant sur les godets de mercure. La première seule est traversée par un courant de 2 milliampères pendant 1 heure. A ce moment, les gaz sont recueillis pour être analysés.

Analyse des gaz.

	Volume de l'atmosphère après l'expérience.	Oxygène avant l'expérience.	Oxygène après l'expérience.	Oxygène absorbé.	Acide carbonique.
	c. c.	c. c.	c. c.	c. c.	c. c.
1° Patte électrisée.	8,40	1,81	1,50	0,31	0,00
2° Patte sans courant.	7,99	1,65	1,65	0,00	0,04

Nous remarquons dans le tube à travers lequel le courant a passé, une absorption d'oxygène de $0^{cc},31$. Comme la patte qui s'y trouvait était morte, elle n'a pas pu consommer l'oxygène, comme le prouve du reste la patte témoin, morte également. L'absorption constatée donne donc la valeur de la part qui revient à l'électrolyse dans la consommation d'oxygène.

Il est impossible de tirer parti des expériences effectuées dans ces conditions, car les phénomènes chimiques dus à l'électrolyse venant masquer les phénomènes biologiques que l'on recherche, il est impossible de conclure à quoi que ce soit.

Une seule chose cependant est à retenir dans ces expériences. Nous avons déjà du reste signalé ce fait dans l'expérience I, mais nous y revenons, parce que nous l'avons constamment observé dans des circonstances semblables. C'est que, quelque temps après le début et jusqu'à la fin de l'expérience, les parois du tube où se trouve la patte traversée par le courant (lorsqu'on a employé une patte vivante) se couvrent d'une buée de vapeur d'eau très intense qui vient même couler le long des parois et se répandre sur le mercure, tandis que c'est à peine si l'on voit l'intérieur du tube renfermant la patte témoin se recouvrir de vapeur.

Nous laisserons de côté dans ce travail ce qui peut avoir trait à l'interprétation de ce phénomène.

Il est donc indispensable, si l'on veut éviter l'électrolyse produite par le passage du courant, d'abandonner la prise par le mercure et de la faire par une solution isotonique de sérum artificiel. Dans ces conditions, il ne devra se produire aucun phénomène électrolytique appréciable au point de contact entre le muscle et la solution saline. Nous avons constaté qu'il n'y a pas le moindre dégagement gazeux à ce niveau pendant le passage du courant, même en poussant l'intensité jusqu'à 60 milliampères. Or dans nos expériences nous n'avons jamais dépassé une intensité de 2 milliampères.

Nous basant sur ces constatations, nous avons pris pour servir de passage au courant une solution de chlorure de sodium à 7 pour 1,000. Mais ici on se heurte à une nouvelle difficulté : la solubilité des gaz dans l'eau salée servant à l'obturation des cloches en même temps qu'à la prise de courant par le muscle, solubilité qui faussera ou même annulera les indications que devrait fournir l'analyse des gaz de la cloche.

Nous disposons les tubes contenant les pattes de la même manière que dans les expériences citées plus haut, mais en faisant plonger les deux extrémités de chaque tube non plus dans des godets de mercure, mais dans deux cuves de verre assez grandes, isolées l'une de l'autre. Elles sont remplies de la solution physiologique de chlorure de sodium. Le courant est amené au liquide de ces cuves par des électrodes de platine situées à distance des extrémités plongeantes du tube en U, afin d'éviter la pénétration dans celui-ci des bulles de gaz provoquées par la décomposition de l'eau sous l'influence du passage du courant, bulles qui se dégagent à la surface des électrodes pour s'échapper à l'air libre.

Si nous effectuons une expérience dans ces conditions, et que nous comparions les gaz restant dans l'une et l'autre des deux cloches, nous ne trouvons pas de différence sensible de composition entre eux. L'air dans lequel ont respiré les pattes, tant celle qui a été traversée par le courant que la patte témoin, présente toujours une composition presque identique à celle de l'air atmosphérique.

Que s'est-il passé ? La grande masse de liquide en contact avec l'atmosphère des cloches a restitué à celle-ci l'oxygène absorbé et a dissout le CO^2 dégagé, ce qui explique les résultats que nous avons obtenus.

Il est donc nécessaire de ne pas laisser une trop grande quantité de sérum artificiel en contact avec l'atmosphère limitée dans laquelle respire la patte, à cause des échanges gazeux qui peuvent avoir lieu avec cette masse liquide et, par son intermédiaire, même avec l'air extérieur.

En conséquence, ce dispositif devait être abandonné. Il fallait, tout en conservant le sérum artificiel comme intermédiaire pour le passage du courant, faire en sorte qu'il n'y en ait qu'une quantité très limitée en présence de l'air contenu dans les cloches où respirent les pattes en expérience, et le placer dans des conditions telles que ce liquide ne pût dissoudre ou dégager des quantités appréciables de gaz.

Technique employée. — Voici le dispositif imaginé par M. le professeur agrégé Th. Guilloz, et qui nous a servi pour toutes nos expériences entreprises avec lui :

Les tubes en U renversés qui servent de cloche à air (T, *fig. 1*), au lieu d'être obturés comme dans les expériences précédentes par immersion soit dans du mercure, soit dans de l'eau salée, sont munis à leurs extrémités de bouchons de verre *bb'* rodés à l'émeri et fermant hermétiquement. A ces bouchons sont soudés des tubes étroits, recourbés en demi-cercle, *tt'*. Chacun de ces tubes s'ouvre dans le tube T au niveau intérieur du bouchon, et s'évase à l'extérieur en entonnoir (*ee'*) pour recevoir l'électrode. Ils sont remplis d'une solution de chlorure de sodium venant baigner les extrémités de la patte, qui reposent sur les bouchons. Le courant peut être amené à la solution saline par des fils de platine *cc'* plongeant dans les entonnoirs extérieurs *ee'*, en sorte que les gaz dégagés à leur

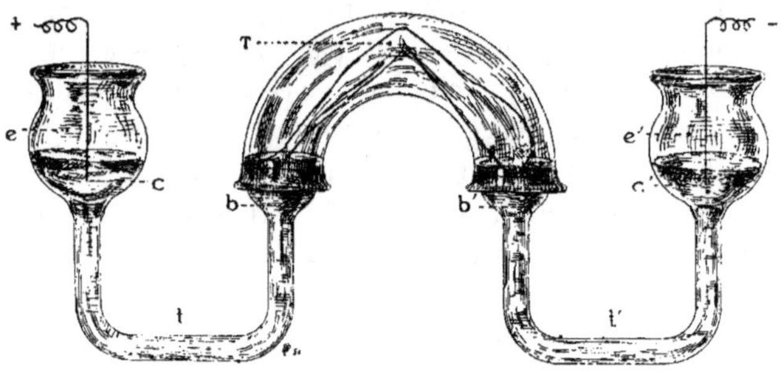

Fig. 1.

contact par la décomposition de l'eau pendant le passage du courant, s'échapperont à l'air libre.

Les bouchons de verre *bb'* peuvent être remplacés sans inconvénient par des bouchons de caoutchouc, au centre desquels seront fixés les tubes *tt'*. Le diamètre de ces derniers doit être assez faible, afin de retarder autant que possible la diffusion des produits d'électrolyse du chlorure de sodium.

Nous avons effectué avec ce dispositif des expériences préliminaires, afin de nous assurer si le fait seul du passage du courant à travers le système ne modifie pas la composition de l'air de la cloche.

Nous avons placé dans deux tubes munis de leurs ajutages deux mèches de coton identiques, de 1 centimètre de diamètre environ et longues de 9 centimètres, qui ont été bouillies dans la solution de sérum artificiel.

L'une recevait un courant d'une intensité donnée, qui passait durant tout le temps de l'expérience, tandis que l'autre était laissée à elle-même. Dans ces conditions, nous avons toujours trouvé une composition normale de l'air des deux cloches.

Voici du reste les résultats numériques de l'analyse de l'air des deux cloches comparée à celle de l'air du laboratoire, dans une de ces expériences.

A travers l'une des deux mèches nous avions fait passer un courant de 5 milliampères pendant 1 heure.

L'autre mèche était restée sans courant également pendant 1 heure dans l'atmosphère de son tube.

L'échantillon d'air du laboratoire a été prélevé au moment où l'expérience était mise en cours.

	Volume total.	Acide carbonique.	Oxygène trouvé.	Oxygène calculé.
	c. c.	c. c.	c. c.	c. c.
1° Air de la cloche où a passé le courant	10,84	0,04	2,22	2,25
2° Cloche sans courant	11,80	0,00	2,40	2,46
3° Échantillon d'air du laboratoire	11,38	0,03	2,30	2,37

Ces nombres permettent de constater que le courant n'a pas déterminé, dans le tube où il a passé, d'absorption d'oxygène, si on compare les résultats de l'analyse de ce tube avec ceux de l'analyse des deux autres.

La légère différence qui existe entre l'oxygène calculé (d'après le volume d'azote) et l'oxygène trouvé, provient du procédé employé pour l'analyse.

Voici la façon dont nous procédons pour recueillir l'air d'un tube et l'analyser. Aussitôt le courant arrêté et l'expérience terminée, chaque tube muni de ses ajutages est transporté sur la cuve à mercure, puis immergé doucement de façon à faire pénétrer le mercure, peu à peu et également de chaque côté. Si l'on ne prenait cette précaution, en effet, et si l'on plongeait brusquement le tout dans le mercure, ce dernier pourrait pénétrer violemment par l'un des entonnoirs et faire irruption dans l'intérieur du tube en U, en chassant l'air qu'il renferme, par l'ajutage opposé. Dans ces conditions, les résultats de l'expérience seraient perdus.

Lorsque le tube est complètement immergé, on peut enlever les bouchons auxquels sont adaptés les petits tubes et les entonnoirs sans craindre de perdre des gaz. Il n'y a que le sérum qui remplissait les ajutages et les extrémités du gros tube qui s'échappe en partie. Il faut alors avoir bien soin de maintenir le tube sous le mercure, de telle sorte que le plan passant par ses deux orifices soit bien horizontal, sans quoi des bulles de gaz pourraient s'échapper. La patte est toujours dans l'appareil. Il n'y a plus alors qu'à transvaser dans une éprouvette, toujours sur la cuve à mercure, le gaz contenu dans la cloche, en employant un entonnoir dont l'extrémité ne puisse livrer passage à la patte. On incline le tube, la patte et les gaz montent dans l'entonnoir et de là ces derniers passent dans l'éprouvette. Il importe, dans cette opération, de ne laisser aucune bulle de gaz adhérente aux parois de la cloche, ni à la surface de la patte, qui est agitée sous l'entonnoir avec un crochet métallique avant d'être retirée. Bref, tout ce temps opératoire est des plus minutieux, et avoir assisté à un de ces transvasements renseignerait mieux à ce sujet que la description la plus complète.

Il va sans dire que le plus grand soin a toujours été apporté à ces diverses manipulations, et que c'est toujours la totalité de l'atmosphère du tube à expérience qui a été soumise à l'analyse. Les analyses ont été faites à l'Institut chimique, dont le voisinage avec le laboratoire de M. Guilloz où étaient effectuées ces expériences, était d'une très grande commodité. Nous savons combien large et cordiale est l'hospitalité scientifique que cet important établissement offre à tous ceux qui se livrent à quelques recherches, et dans le cas particulier nous prions M. le professeur Guntz d'agréer tous nos remerciements pour l'obligeance avec laquelle il a mis son laboratoire d'analyses de gaz à notre disposition.

Comme il s'agit, dans toutes nos expériences, de comparer entre elles, sous le rapport de leur composition, deux quantités déterminées d'air, nous avons toujours analysé simultanément et dans les mêmes conditions l'air des deux tubes de chaque expérience.

Pour cela, nous faisons passer chaque volume d'air sur la cuve à mercure dans une éprouvette graduée d'un volume tel, qu'elle ne soit remplie qu'à moitié ou aux deux tiers par les gaz à analyser.

Nous nous sommes servis d'éprouvettes de 25 centimètres cubes pour les analyses effectuées avec l'air renfermé dans les tubes en U, dont le volume était en moyenne de 13 centimètres cubes.

Comme il y a toujours avec l'air recueilli une certaine quantité de solution salée, il importe de transvaser les gaz très lentement, afin d'éviter la montée tumultueuse des gaz et du liquide dans l'éprouvette, ce qui produit une écume très tenace empêchant d'effectuer les lectures volumétriques. On peut cependant, lorsqu'il n'y a que quelques bulles, les écraser sur les parois de l'éprouvette au moyen d'une baguette de verre soigneusement dépouillée d'air. On fait passer un peu d'eau dans l'éprouvette, si la quantité de liquide qui s'y trouve déjà n'est pas suffisante pour dissoudre la pastille de potasse que l'on introduira pour absorber l'acide carbonique, dès que le volume total du gaz sera noté. Il importe que les volumes gazeux soient observés à une température constante pendant toute la durée de l'analyse, afin que les nombres trouvés conservent toute leur valeur respective. Aussi n'avons-nous jamais fait de lecture sans avoir maintenu, comme on le fait ordinairement, les éprouvettes complètement immergées dans le mercure, en les isolant du doigt qui les tient par une forte épaisseur de papier. De plus, chaque lecture a toujours été répétée au moins deux fois, après avoir, dans l'intervalle, immergé à nouveau le tube dans le mercure.

La lecture est faite en même temps pour chaque éprouvette et les volumes notés. On fait alors passer sous chacune une pastille de potasse en ayant soin qu'elle n'entraîne avec elle aucune bulle d'air.

Après avoir agité le tube afin que la solution potassique vienne lécher toutes les parois de la chambre à gaz et absorber tout l'acide carbonique, une nouvelle lecture est faite dans les mêmes conditions que la première : la différence entre les deux donne le chiffre d'acide carbonique.

On introduit alors avec une pipette recourbée la solution d'acide pyrogallique, et après les mêmes manœuvres, lecture est faite donnant le volume de l'azote restant ; par comparaison avec le volume précédent on déduit la quantité d'oxygène que contenait l'air analysé.

En comparant ce nombre à celui de l'oxygène qui devait s'y trouver avant l'expérience, nombre calculé par rapport à l'azote restant (il suffit de multiplier ce dernier par le rapport $\frac{208}{792} = 0.2626...$), on détermine le volume d'oxygène qui a été absorbé dans l'expérience.

Dans cette méthode d'analyse, le gaz restant dans l'éprouvette après les diverses opérations représente un peu plus du volume réel de l'azote. « En même temps qu'il absorbe l'oxygène de l'air, le pyrogallate de potasse dégage de faibles quantités d'oxyde de carbone ; de là résulte une légère erreur en moins dans le dosage de l'oxygène [1]. »

Il s'ensuit que la quantité d'oxygène considérée comme absorbée est un peu forcée. Mais c'est surtout, non pas les chiffres absolus qui nous intéressent, mais les différences entre l'oxygène absorbé dans les deux échantillons soumis ensemble à l'analyse. Or, comme ces deux masses gazeuses, de volume à peu près semblable, sont analysées dans des conditions identiques, leurs volumes ne peuvent varier, de ce fait, que d'une même quantité chacun, ce qui ne change pas leur différence.

Du reste, l'erreur absolue commise n'atteint en aucun cas le centième du volume analysé. Voici, en effet, des

---

1. Fremy, *Encyclopédie chimique*. — Art. *Air*, par Urbain.

analyses d'échantillons prélevés dans le laboratoire où nous expérimentions :

		Volume soumis à l'analyse.	Oxygène calculé d'après le volume primitif.	Oxygène calculé d'après l'Az. restant.	Oxygène trouvé.
		c. c.	c. c.	c. c.	c. c.
A	1re lecture	11,38	2,36	2,37	2,30
	Après KOH	11,35			
	Après Ac. pyrog.	9,05			
B	1re lecture	14,15	2,94	2,96	2,90
	Après KOH	14,15			
	Après Ac. pyrog.	11,25			

Les expériences que nous avons effectuées avec des mèches bouillies nous autorisent à affirmer que dans les conditions d'expérimentation que nous venons d'indiquer, les modifications gazeuses que nous pourrons trouver après le passage du courant à travers nos tubes à expériences *ne proviendront pas du fait de l'électrolyse.*

Elles ne pourront être dues qu'à l'*activité respiratoire propre* des tissus ou encore à une *action possible du courant sur le tissu lui-même,* comme nous le disions plus haut (voir page 23). Or cette dernière hypothèse doit être, elle aussi, éliminée. Ayant fait passer un courant à travers du muscle tué par la chaleur (dont la fonction physiologique était par conséquent abolie), il ne s'est produit par le fait du passage du courant aucune absorption notable d'oxygène dans l'atmosphère du tube.

Expérience IV. — Cette expérience est faite en employant les deux pattes d'une même grenouille. Une patte est conservée normale. L'autre est soumise pendant dix minutes à une température de 75° C. par immersion dans la solution saline physiologique portée à cette température. Elle est ensuite refroidie dans une autre solution à la température ambiante, puis placée dans un tube disposé pour le passage du courant. La patte vivante est également placée dans un autre tube. Les deux systèmes de tubes sont montés en série et traversés par un courant de 1 milliampère 5 pendant tout le temps de l'expérience qui dure 1h5m.

Poids des deux pattes : 14 grammes. — Température pendant l'expérience : 18°. — Voici les résultats trouvés à l'analyse :

	Volume de l'atmosphère après l'expérience.	Oxygène avant l'expérience.	Oxygène après.	Oxygène absorbé.
	c. c.	c. c.	c. c.	c. c.
1° Patte cuite à 75°.	15,70	3,28	3,20	0,08
2° Patte vivante	14,95	3,12	2,60	0,52

Il ressort de cette expérience que le courant en passant à travers un muscle non vivant n'y détermine pas d'absorption d'oxygène appréciable, ce qu'il était important de constater, afin d'attribuer toute leur valeur aux expériences qui vont suivre.

Nous sommes donc certains, en expérimentant dans les conditions où nous l'avons fait, c'est-à-dire en employant le dispositif décrit page 29, que les modifications gazeuses de l'atmosphère du tube renfermant un muscle traversé par le courant, ne pourront provenir que de l'activité propre de ce muscle. Nous avons en effet éliminé toutes les autres causes capables de modifier cette atmosphère.

Nous avons dit plus haut que les échanges gazeux des deux pattes d'un même animal sont identiques. M. Tissot avait admis ce fait qu'il avait plusieurs fois contrôlé. Nous nous en sommes assurés nous-mêmes en nous plaçant dans les conditions de notre expérimentation.

Expérience I. — Les deux pattes d'une grenouille, pesant ensemble 16 grammes, sont placées dans deux tubes à solution saline, immédiatement après avoir été séparées du corps. Elles y restent 2 heures, puis l'air des tubes est analysé. Température pendant l'expérience : 16°.

	Volume de l'atmosphère après l'expérience.	Oxygène de l'atmosphère avant l'expérience.	Oxygène après.	Oxygène absorbé.	Acide carbonique.
	c. c.	c. c.	c. c.	c. c.	c. c.
1re patte	15,30	3,22	2,70	0,52	0,30
2e patte	14,10	2,98	2,45	0,53	0,30

Expérience II. — Comme la précédente. Les deux pattes pèsent ensemble 22 grammes. Durée de l'expérience, 2 heures. Température pendant l'expérience : 16°.

	Volume de l'atmosphère après l'expérience.	Oxygène de l'atmosphère avant l'expérience.	Oxygène après.	Oxygène absorbé.	Acide carbonique.
	c. c.	c. c.	c. c.	c. c.	c. c.
1re patte	12,15	2,57	2,05	0,53	0,30
2e patte	12,40	2,63	2,05	0,58	0,30

Ainsi, dans la première expérience, nous trouvons une différence de 1 centième de centimètre cube entre les chiffres d'oxygène absorbé par les deux pattes, et, dans la seconde, nous trouvons 5 centièmes. Or ces chiffres sont négligeables en face des résultats obtenus dans nos expériences.

Comme il est pratiquement impossible, en séparant les deux pattes de derrière l'une de l'autre, de le faire de façon à égaliser absolument leur poids, nous avons toujours mis celle dont le poids était le plus faible dans le tube où nous devions faire passer le courant. De la sorte, si une légère erreur pouvait provenir de ce fait, elle était de sens contraire à la marche du phénomène observé, ce qui ne pouvait que contribuer à donner plus de rigueur à l'interprétation des résultats.

Variations des échanges gazeux du muscle pendant le passage du courant. — Nous avons effectué toute une série d'expériences en faisant passer un courant déterminé à travers une patte, tandis que l'autre, livrée à elle-même, sert de témoin. Au bout d'un temps donné, les gaz de respiration sont recueillis pour être ensuite analysés. Le courant dont nous nous sommes servis est fourni par une batterie d'accumulateurs donnant 110 volts. Son débit est réglé au moyen du rhéostat à liquide de M. Th. Guilloz, qui a une souplesse suffisante pour permettre de graduer avec beaucoup de lenteur le courant jusqu'à l'intensité voulue et de le maintenir avec une fixité absolue pendant toute la durée de l'expérience. De la sorte, on évite les contractions musculaires que produiraient les variations brusques d'intensité, même minimes, dans le débit du courant. C'est là une condition nécessaire pour conserver leur valeur à ces expériences, car le travail du muscle, on le sait, augmente ses combustions.

Dans les expériences que nous donnons ici, nous n'avons pas eu de contraction musculaire ni de secousses du membre traversé par le courant.

D'autre part, les deux tubes, dans le voisinage l'un de l'autre, ont toujours été soumis à la même température et toutes les causes extérieures pouvant faire varier la température de l'un relativement à celle de l'autre étaient soigneusement évitées.

Expérience I. — Les deux pattes d'une même grenouille, pesant ensemble 15 grammes, sont placées chacune dans un tube à expérience dans les conditions indiquées. La première qui servira de témoin est laissée sans courant. La seconde est traversée par un courant de 2 milliampères pendant 2 heures. Pendant toute la durée de l'expérience, le courant a traversé la patte dans le même sens. Au bout des 2 heures, l'atmosphère de chaque tube est recueillie pour être soumise à l'analyse. Température pendant l'expérience : 20°,5.

Analyse des gaz.

	Volume après l'expérience.	Oxygène avant l'expérience.	Oxygène après l'expérience.	Oxygène absorbé.	Acide carbonique.
	c. c.	c. c.	c. c.	c. c.	c. c.
1° Patte témoin . .	8,30	1,85	1,00	0,85	0,25
2° Patte électrisée .	7,75	1,75	0,50	1,25	0,55

Nous voyons que la consommation d'oxygène de la patte traversée par le courant continu dépasse de $0^{cc},40$ — (1,25 — 0,85) celle de la patte témoin. Nous avons donc eu une absorption d'oxygène d'un tiers environ plus forte, sous l'influence du courant. L'acide carbonique a également été produit en plus grande abondance (0,55 — 0,25 = $0^{cc},30$) par la patte électrisée.

Expérience II. — Les deux pattes d'une grenouille pesant ensemble 16 grammes sont disposées comme dans l'expérience précédente. L'une des deux est traversée par un courant de 1 milliampère 5. Une heure après le début de l'expérience, le courant est arrêté graduellement, et son sens renversé, puis il est porté à nouveau à la même intensité, 1 milliampère 5. Le courant passe encore pendant $1^h\ 15^m$. A ce moment ($2^h\ 15^m$ après le début de l'expérience), les gaz sont recueillis pour être analysés. Température pendant l'expérience : 21°.

Analyse des gaz.

	Volume après l'expérience.	Oxygène avant l'expérience.	Oxygène après l'expérience.	Oxygène absorbé.	Acide carbonique.
	c. c.	c. c.	c. c.	c. c.	c. c.
1° Patte témoin . .	13,20	2,79	2,25	0,54	0,30
2° Patte électrisée .	11,40	2,43	1,72	0,71	0,40

Ici encore, nous voyons que la patte qui a été soumise à l'action du courant continu a absorbé $0^{cc},17$ (0,71 — 0,54) de plus que la patte témoin, pendant une durée de 2^h15^m.

Expérience III. — Nous prenons pour faire cette expérience les pattes d'une grenouille en état d'inanition, ayant jeûné pendant deux mois environ. Leur poids est de 15 grammes pour les deux. Nous faisons arriver à l'une un courant de 1 milliampère 5, dont nous changeons le sens au bout de 50 minutes. L'expérience se prolonge encore pendant un temps égal, ce qui porte la durée totale à 1^h40^m. La température est de 18° pendant l'expérience.

Analyse des gaz.

	Volume après l'expérience.	Oxygène avant l'expérience.	Oxygène après l'expérience.	Oxygène absorbé.	Acide carbonique.
	c. c.	c. c.	c. c.	c. c.	c. c.
1° Patte témoin . .	14,70	3,08	2,90	0,18	0,05
2° Patte électrisée .	15,70	3,30	2,85	0,45	0,25

Dans cette expérience, nous trouvons une différence relativement bien plus considérable que dans les précédentes entre l'oxygène absorbé et l'acide carbonique dégagé, respectivement par la patte témoin et par la patte électrisée. Cela tient peut-être à ce que les muscles étaient dans un état de vie ralentie au minimum, déterminé par l'inanition où se trouvait l'animal ?

Nous pouvons dire, en nous appuyant sur ces expériences, *que le courant continu, pendant son passage à travers le muscle, y détermine une absorption plus grande d'oxygène*[1].

---

1. V. Th. Guilloz, « Action du courant continu sur la respiration du muscle pendant sa survie. » (*C. R. Académie des sciences*, 22 janvier 1900.)

Variations des échanges gazeux du muscle après le passage du courant. — Cette action est-elle limitée au temps pendant lequel passe le courant ? Se continue-t-elle après que le courant a cessé ?

Afin d'éclaircir ce point, nous avons, toujours en nous servant du même dispositif que dans les expériences précédentes, fait passer un courant de même intensité et de même durée dans les deux pattes dont nous voulions comparer l'activité respiratoire. Mais dans l'une, nous l'avons fait passer au début de l'expérience et, dans l'autre, à la fin.

Si le courant n'agit que pendant son passage, comme chaque muscle aura été soumis également à son action, nous ne devrons trouver que des différences insignifiantes entre les produits de respiration des deux pattes.

Si, au contraire, nous trouvons une différence notable en faveur de l'activité respiratoire du muscle qui aura été soumis à l'influence du courant au début de l'expérience, c'est qu'il a persisté, après la cessation du courant, à absorber plus d'oxygène que normalement.

Expérience I. — Les deux pattes d'une grenouille sont placées chacune dans un tube disposé pour le passage du courant. L'une, deux heures après le début de l'expérience, reçoit un courant de 1 milliampère 5 pendant 10 minutes. L'autre a été parcourue par un courant de même intensité et de même durée au début de l'expérience, puis est restée deux heures sans courant. La durée totale de l'expérience est donc de $2^h 10^m$. Poids des deux pattes : 12 grammes. Température pendant l'expérience : 16° C.

Analyse des gaz.

	Volume de l'atmosphère après l'expérience.	Oxygène avant l'expérience.	Oxygène après l'expérience.	Oxygène absorbé.	Acide carbonique.
	c. c.	c. c.	c. c.	c. c.	c. c.
1° Patte électrisée après 2 heures.	11,05	2,35	1,98	0,37	0,12
2° Patte électrisée au début. . .	14,30	3,02	2,50	0,52	0,30

Ces résultats nous montrent en faveur du muscle qui a été électrisé au début une augmentation de $0^{cc},15$ dans l'oxygène absorbé en 2^h10^m. L'acide carbonique dégagé l'a été aussi en plus grande quantité par cette patte.

Expérience II. — Même disposition que dans l'expérience précédente. Une patte est laissée $2^h\,50^m$ sans courant, puis reçoit un courant de 1 milliampère 5 pendant 10 minutes. L'autre patte a reçu un même courant pendant 10 minutes, mais au début, puis est laissée sans courant pendant $2^h\,50^m$. Poids des deux pattes : 17 grammes. Température pendant l'expérience : 15°.

Analyse des gaz.

	Volume de l'atmosphère après l'expérience.	Oxygène avant l'expérience.	Oxygène après l'expérience.	Oxygène absorbé.	Acide carbonique.
	c. c.	c. c.	c. c.	c. c.	c. c.
1° Patte électrisée après 2^h50^m. .	15,00	3,22	2,50	0,72	0,20
2° Patte électrisée au début de l'expérience . . .	13,50	2,96	1,75	1,21	0,45

Nous voyons dans cette expérience la patte qui a reçu le courant $2^h\,50^m$ avant l'autre, l'emporter sur cette dernière de $0^{cc},49$ comme consommation d'oxygène, sur la quantité consommée en 3 heures. Elle a dégagé également plus d'acide carbonique.

Expérience III. — Les deux pattes d'une grenouille pesant ensemble 16 grammes sont disposées chacune dans un tube à expérience. La première reste sans courant pendant 2 heures, puis est traversée par un courant de 1 milliampère 5 pendant 10 minutes. L'autre patte a reçu un même courant pendant 10 minutes, au début ; elle reste ensuite 2 heures sans courant.

Les gaz sont recueillis 2^h 10^m après le début de l'expérience. Température pendant l'expérience : 15° C.

Analyse des gaz.

	Volume de l'atmosphère après l'expérience.	Oxygène avant l'expérience.	Oxygène après l'expérience.	Oxygène absorbé.	Acide carbonique.
	c. c.	c. c.	c. c.	c. c.	c. c.
1° Patte électrisée après 2 heures.	13,70	2,90	2,55	0,35	0,10
2° Patte électrisée au début . . .	13,35	2,86	2,05	0,81	0,40

Comme les précédentes, cette expérience nous montre que la patte qui a reçu le courant deux heures avant l'autre a consommé davantage d'oxygène (0,81 — 0,35 = 0^{cc},46). Le dégagement d'acide carbonique corrobore cette plus grande activité respiratoire de la première patte.

Nous pouvons donc affirmer que l'action du courant continu sur le muscle *persiste après le passage du courant.*

Ces expériences viennent en outre confirmer ce que nous avons démontré plus haut, à savoir que les variations dans la composition de l'atmosphère entourant la patte ne sont pas provoquées par une action chimique du courant sur le tissu lui-même. S'il en était ainsi, les deux pattes ayant subi le même courant devraient avoir modifié de même façon leur atmosphère respective, surtout si on attend un temps assez long avant de faire l'analyse de gaz, de telle sorte que l'on ne puisse dire que les échanges dus à l'altération chimique n'aient pas eu le temps de s'effectuer entre le tissu et le milieu extérieur. Or, il n'en est pas ainsi.

Méthode graphique.

Il était intéressant de savoir pendant combien de temps cette suractivité respiratoire se manifeste encore dans un tissu isolé, après le passage d'un courant continu de durée relativement courte. Il nous aurait été impossible de suivre cette action sur un même muscle en procédant, comme dans les expériences précédentes, par l'analyse chimique de l'atmosphère dans laquelle respirait la patte. Les analyses auraient dû, en effet, être très nombreuses et, comme chacune interrompt forcément l'expérience, il aurait fallu nous adresser à autant de muscles que nous aurions voulu faire d'analyses, les prendre aussi semblables que possible et les mettre dans autant de tubes à expériences dont nous aurions analysé l'air successivement, après les avoir soumis en même temps à un même courant.

Or, s'il est facile d'avoir deux groupes musculaires identiques en prenant, comme nous l'avons fait, les deux pattes d'arrière d'une même grenouille, il est impossible pratiquement de réaliser cette égalité, au point de vue de l'activité respiratoire, entre des pattes de sujets différents; car il ne suffit pas seulement de compter avec le poids du membre, mais encore avec la répartition des tendons, des tissus musculaire, conjonctif et osseux, dans le membre considéré, et aussi avec la vitalité de l'animal, qui varie d'une grenouille à l'autre.

D'autre part, si nous avions voulu, d'heure en heure, constater par l'analyse les différences dans l'oxygène absorbé, nous aurions eu des quantités trop petites relativement aux erreurs d'analyse.

Il est donc nécessaire[1], pour suivre cette action, d'employer une méthode graphique qui permette de constater à n'importe quel moment la respiration du muscle en expérience par les variations de volume de l'atmosphère où ce dernier est plongé.

Puisque l'absorption d'oxygène seule nous intéresse comme étant la mesure de l'activité physiologique du muscle, il suffit d'absorber l'acide carbonique formé, au fur et à mesure de sa production, pour que les variations volumétriques de l'air où respire la patte, toutes choses égales d'ailleurs, indiquent la consommation d'oxygène.

Nous avons expérimenté divers dispositifs, afin de soustraire nos lectures aux erreurs dues aux variations de pression et de température extérieures. Car ces expériences devant se prolonger plusieurs heures et même plusieurs jours, nous ne pouvions naturellement pas compter sur la fixité de ces facteurs. D'autre part, les résultats

---

1. V. Th. Guilloz, « Recherches expérimentales sur l'action du courant continu sur la nutrition. » (*Revue médicale de l'Est,* 1900, p. 344).

cherchés étant relatifs, car nous avons toujours comparé un muscle à l'autre servant de témoin, il suffit que l'action des changements de température ou de pression extérieurs se fasse sentir également sur les deux atmosphères des pattes en expérience pour que les résultats fournis puissent garder leur valeur.

Nous avons commencé par expérimenter avec des appareils complètement clos, afin d'éliminer l'influence de la pression atmosphérique.

Il suffisait, en principe, de renfermer les deux pattes dans deux tubes d'égale capacité, communiquant entre eux par un tube horizontal étroit où se déplace un index, dont les variations indiqueraient la différence de l'activité respiratoire des deux muscles en expérience. Mais, pratiquement, nous n'avons pas employé ce dispositif. En effet, la nécessité de rapprocher autant que possible l'un de l'autre les deux tubes, afin que les influences extérieures pouvant modifier la température se fassent sentir également sur eux, obligeait à courber le tube horizontal, ce qui rendait par le fait son calibre inégal et entravait le déplacement régulier de l'index. De plus, la moindre inclinaison de ce tube créait une différence de pression entre les deux atmosphères gazeuses.

Aussi avons-nous préféré employer pour indiquer les variations de volume relatives des deux tubes, non plus un index se déplaçant horizontalement, mais une colonne liquide verticale : les variations de volume sont alors mesurées par des variations de pression.

Nous avons constaté par des expériences répétées et en employant des dispositifs variés, que si l'on veut pouvoir négliger les variations de température extérieure qui se transmettent naturellement à l'appareil, il est nécessaire que les deux tubes aient une capacité calorifique égale ; sinon, l'un s'échauffant ou se refroidissant plus vite que l'autre, ces variations se traduisent par des oscillations de la colonne indicatrice, que l'on peut attribuer à tort à des modifications de l'activité respiratoire du muscle en expérience.

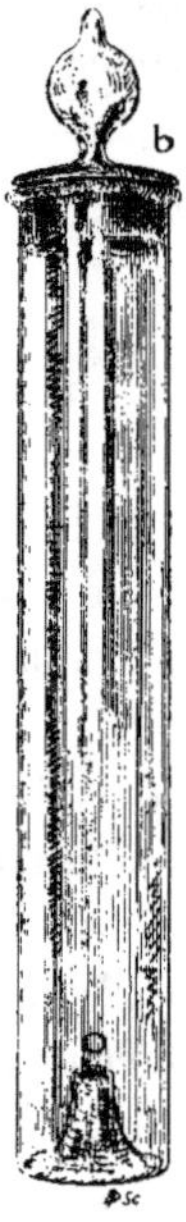

Fig. 2.

Nous nous sommes servis de tubes cylindriques en verre mince, de 2 centimètres environ de diamètre et de 15 centimètres de hauteur (fig. 2). Ils sont fermés à leur partie supérieure par un bouchon de verre creux rodé à l'émeri *b*. Leur extrémité inférieure présente au centre une ouverture *o*, de 5 millimètres environ de diamètre, invaginée à l'intérieur du tube de même qu'un fond de bouteille, de façon à délimiter ainsi un espace annulaire pouvant contenir une petite quantité de liquide. Cette disposition sert à retenir l'excès de solution potassique qui pourrait s'écouler d'une bandelette de papier buvard imbibée d'une solution de potasse au 1/6e, placée à la partie inférieure du tube et destinée à absorber l'acide carbonique produit. Les gros tubes sont unis deux à deux par un long tube vertical de 5 millimètres de diamètre environ, dont les deux branches s'adaptent aux ouvertures inférieures des tubes à expérience et y sont lutées d'une façon hermétique. Une colonne d'eau remplit à moitié le tube en U. Sur chaque branche est placée une graduation en millimètres.

D'après les considérations qui précèdent, nous devons, afin que les variations de niveau de la colonne indicatrice ne soient dues qu'aux modifications de volume déterminées par les échanges respiratoires, égaliser toutes les autres conditions susceptibles de faire varier ce volume dans les deux tubes. Afin que la tension de la vapeur d'eau soit la même de part et d'autre, nous disposons la même solution potassique dans les deux tubes et en quantité égale. Nous en imbibons une bande de papier buvard épais, haute de 3 centimètres, disposée circulairement au fond de chaque tube. Comme ces derniers sont en verre mince, ils se mettent rapidement en équilibre avec la température extérieure et, par suite de leur identité entre eux, les gaz qu'ils renferment s'échauffent ou se refroidissent également, de sorte que l'on ne constate du fait des variations extérieures de température aucune variation de la colonne indicatrice. Notamment au début de l'expérience, les variations de température provenant des manipulations inévitables sont rapidement dissipées.

Deux tubes montés de la sorte et placés dans une salle isolée, afin d'éviter les courants d'air qui pourraient seuls faire varier la température de l'un respectivement à celle de l'autre, sont restés des mois sans que l'on ait constaté la moindre dénivellation de la colonne indicatrice, bien que la température extérieure ait varié constamment.

Il est nécessaire que les deux tubes accouplés soient de capacité égale. En effet, nous voulons que, pour une même quantité d'oxygène absorbée dans chaque tube, la colonne d'eau indicatrice ne varie pas. Cela n'aura lieu que si l'égalité de pression se maintient entre l'atmosphère des deux tubes. Or, le calcul démontre que si de deux volumes gazeux inégaux, primitivement à la même pression, on retranche une masse égale de gaz, les pressions respectives varient inégalement.

Dans le cas où, par exemple, un tube aurait une capacité supérieure à l'autre de 1 centimètre cube (soit l'un ayant 45 centimètres cubes et l'autre 46 centimètres cubes), une absorption gazeuse de 1 centimètre cube produite dans chacun produirait une différence de pression de $4^{mm},99$ d'eau en faveur du tube de 46 centimètres cubes.

Soit V le volume de l'un des tubes et a la quantité de gaz absorbé, considérée à la pression H (pression atmosphérique).

La masse gazeuse restant après l'absorption de a sera

$$(V - a)\,H.$$

Or, comme cette masse occupe encore tout le volume du tube (nous négligeons la légère variation de volume produite par le déplacement de la colonne d'eau dans le tube gradué, qui n'est que de $0^{cc},01$ par millimètre), la pression de cette masse gazeuse sera

$$\frac{V - a}{V}\,H.$$

Si nous considérons deux tubes de volumes différents, V et V', en supposant $V > V'$, la différence de pression entre l'air des deux tubes pour une même absorption a sera donc de :

$$H\left(\frac{V - a}{V} - \frac{V' - a}{V'}\right),$$

ou encore

$$H\left(\frac{VV' - a\,V' - V'V + a\,V}{VV'}\right),$$

et en simplifiant :

$$H a \frac{V - V'}{VV'}.$$

En évaluant H (pression atmosphérique) en millimètres d'eau et si nous supposons $V = 46$ et $V' = 45$, nous aurons comme différence de pression entre les deux tubes après absorption de 1 centimètre cube de part et d'autre :

$$10{,}330^{mm} \times 1 \times \frac{46 - 45}{46 \times 45} = 4^{mm}{,}99 \text{ d'eau.}$$

ce qui produira une dénivellation de $\frac{4{,}99}{2} = 2^{mm}{,}495$ dans chaque tube.

Le volume de ces tubes a été déterminé par pesée. Il comprend toute la capacité utilisable du tube, de la partie inférieure du bouchon à la base du tube.

Il nous fallait, pour déterminer cette capacité, remplir complètement l'appareil de mercure ; le fait d'avoir un tube ouvert à sa partie inférieure au lieu d'être une difficulté pour le remplissage, comme cela nous semblait de prime abord, a facilité l'introduction du liquide.

Nous avons opéré de la façon suivante : le tube débouché est enfoncé verticalement dans une éprouvette remplie de mercure. Ce dernier pénètre par l'orifice inférieur et vient remplir le tube, qui est immergé totalement. Le bouchon est mis en place sous le mercure et bien serré. On peut alors sortir le tube de l'éprouvette en le tenant bien vertical. La pression atmosphérique empêche le mercure de s'écouler par l'orifice inférieur auquel il affleure exactement. Il ne doit y avoir aucune bulle d'air adhérente aux parois du verre. La température est notée.

Après avoir ainsi rempli chaque tube, nous recueillons le mercure qu'il contient et en prenons le poids par double pesée. Nous avons employé, pour effectuer ces pesées, une balance Deleuil, dont la sensibilité, sous une charge de 1^{kg},250, dépasse 1 centigramme (dans ces conditions, une surcharge de 1 centigramme donne 2 divisions 1/2 de déplacement de l'aiguille du fléau). Nous nous sommes servi de la table de Landolt et Bornstein, donnant la capacité des vases de verre par rapport au poids de mercure qu'ils contiennent, pour calculer le volume de nos tubes à la température de 15°, autour de laquelle nous oscillons dans nos expériences.

En effectuant deux remplissages successifs d'un même tube et en pesant chaque fois exactement le mercure, nous n'avons jamais obtenu entre les deux poids trouvés un écart supérieur à 0^{g},3. Dans ces conditions, le volume est mesuré avec une approximation de 0^{cc},022. Ayant effectué nos mesures à une température de 19°, nous devons, pour obtenir le volume du récipient de verre à la température de 15°, multiplier le poids du mercure par 0,0737971, coefficient donné par la table de calcul. Or, 0,3 × 0,0737... = 0^{cc},022.

Pour effectuer nos expériences, nous avons accolé l'un à l'autre deux systèmes de tubes. Un seul de ces systèmes est destiné à recevoir les deux pattes dont on veut comparer l'activité respiratoire; l'autre ne reçoit que la solution de potasse, et servira de thermomètre différentiel.

Les pattes préparées aseptiquement sont suspendues au bouchon par un fil fixé à ce dernier par une goutte de gomme laque.

Avant chaque expérience, les tubes ont été stérilisés. La bande de papier buvard est introduite, sèche, jusqu'au fond, et avec une pipette on dépose à sa surface 1 centimètre cube d'une solution de potasse à 15 p. 100. Il faut éviter de toucher avec la potasse les parois du tube dans sa partie supérieure, car la patte peut être en contact avec eux.

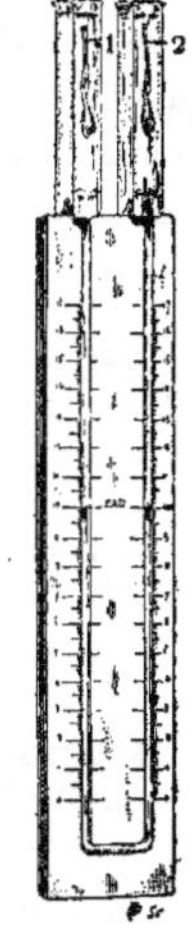
Fig. 3.

La figure 3 montre une expérience en marche. On voit sur le plan antérieur les deux tubes renfermant les pattes. A leur partie inférieure se trouvent les bandes de papier imbibées de potasse. Sur un plan postérieur à eux, on aperçoit les tubes servant de thermomètre différentiel et dont le tube de jonction fixé derrière la planchette qui sert de support aux deux systèmes est caché par celle-ci. Le tout est placé sur un trépied. Une graduation en millimètres est accolée à chacun des petits tubes. Les lectures ont toujours été faites sur la colonne correspondant au côté où l'absorption était la plus grande afin que le tracé de la courbe d'absorption exécuté en se servant des nombres lus soit ascendant.

On a soin d'enfoncer ensemble les bouchons de verre lorsque l'on met l'expérience en route, afin de conserver l'égalité de niveau entre les extrémités de la colonne d'eau.

Les bouchons ont été légèrement graissés pour rendre parfaite l'étanchéité du bouchage.

Nous avons d'abord effectué une expérience sur deux pattes identiques n'ayant pas reçu de courant.

Expérience I. — Les deux pattes d'une grenouille sont suspendues dans les deux tubes de l'appareil ; la capacité de ces tubes est de 39cc,78 pour le 1er et de 39cc,63 pour le 2e. Les pattes pèsent 3gr,5 chacune. Une même quantité de potasse et une même bande de papier ont été introduites dans chaque tube, ce qui laisse les volumes des deux masses gazeuses égaux entre eux.

La lecture a été faite sur la graduation située du côté du 2e tube (se reporter à la figure 3).

Temps écoulé depuis le début de l'expérience.	Déplacement de la colonne d'eau à partir de son point de départ.	Déplacement de la colonne du thermomètre à air.	Température extérieure.
0h00m	0mm,0	91mm,0	18°1
0 10	0 ,0	91 ,0	»
0 25	0 ,2	91 ,0	»
0 40	0 ,5	91 ,0	»
0 55	0 ,5	91 ,0	»
1 10	0 ,5	91 ,0	»
1 25	0 ,7	91 ,0	»
1 40	0 ,7	91 ,0	»
1 55	0 ,7	91 ,0	»
2 10	0 ,7	91 ,0	»
2 25	0 ,9	91 ,0	18°1
2 40	0 ,9	91 ,0	»
3 02	0 ,9	91 ,0	»
4 10	0 ,9	91 ,0	»
4 25	0 ,9	91 ,0	»
4 40	0 ,9	91 ,0	»
4 55	0 ,9	91 ,0	»
5 10	0 ,9	91 ,0	»
7 10	0 ,5	90 ,5	»
7 25	0 ,5	90 ,5	»
7 40	0 ,5	90 ,5	»
17 10	0 ,5	91 ,0	18°1

Il ressort de l'examen de ce tableau que le niveau de la colonne d'eau n'a pas varié d'un millimètre pendant les dix-sept heures qu'ont respiré deux pattes identiques placées respectivement dans chaque tube.

Nous avons ensuite effectué une série d'expériences en plaçant d'un côté une patte qui avait été électrisée, et de l'autre une patte normale. Nous avons fait passer le courant dans la patte à électriser en effectuant la prise par une solution de chlorure de sodium à 7 p. 1,000 afin d'éviter l'électrolyse des tissus. Le courant est amené à l'eau salée imbibant les extrémités de la patte par un tube de verre de faible diamètre rempli de la même solution, afin d'éviter la diffusion jusqu'au muscle des produits d'électrolyse déterminés par le passage du courant au niveau des électrodes. La patte qui ne devait pas être soumise à l'action du courant était plongée pendant ce temps, par ses extrémités, dans une même solution saline. Ceci pour éviter les erreurs produites par la suractivité respiratoire qui pourrait être déterminée par la solution de chlorure de sodium (Garnier et Lambert)[1], dans la première patte relativement à la deuxième, si celle-ci n'était pas traitée de même.

Expérience II. — Les deux pattes d'une grenouille pesant chacune 4gr,5 sont disposées dans l'appareil. L'une a reçu un courant de 1 milliampère 5 pendant 10 minutes. Elle est placée dans le premier tube (vol. 39.94). L'autre qui n'a pas été électrisée est mise dans le deuxième tube (vol. 39.78). L'expérience est continuée pendant un jour et demi. Les lectures sont faites sur la colonne correspondant au premier tube. (La graduation va du tube 2 au tube 1.)

		Déplacement vers le tube 1.	Thermomètre différentiel.	Température extérieure.
1re journée.	9h20m matin	98mm,0	91mm,5	17°0
	9 30	98 ,5	91 ,5	17°0
	10 30	99 ,0	91 ,5	17°0

1. Action du chlorure de sodium sur l'activité cellulaire par MM. L. Garnier et M. Lambert. *Archives de physiologie*, juillet 1898.

				Déplacement vers le tube 1.	Thermomètre différentiel.	Température extérieure.
				—	—	—
1re journée	1 20	soir	. . . . .	101,0	91,5	17°0
	2		. . . . .	101,5	91,5	17°5
	2 30		. . . . .	102,0	91,5	17°5
	3 45		. . . . .	103,0	91,5	17°5
	4		. . . . .	103,2	91,5	17°5
	4 30		. . . . .	103,9	91,5	17°5
	5 05		. . . . .	104,8	91,5	17°5
	6 30		. . . . .	105,5	91,5	17°5
	7		. . . . .	106,0	91,5	17°0
2e journée.	6 55	matin	. . . . .	112,5	91,5	16°5
	7 30		. . . . .	113,0	91,5	17°0
	8		. . . . .	113,5	91,5	17°0
	9		. . . . .	114,0	91,5	17°0
	11 30		. . . . .	115,0	91,5	17°0
	2 30	soir	. . . . .	116,0	91,5	17°0
	6 50		. . . . .	119,0	91,5	17°3

II

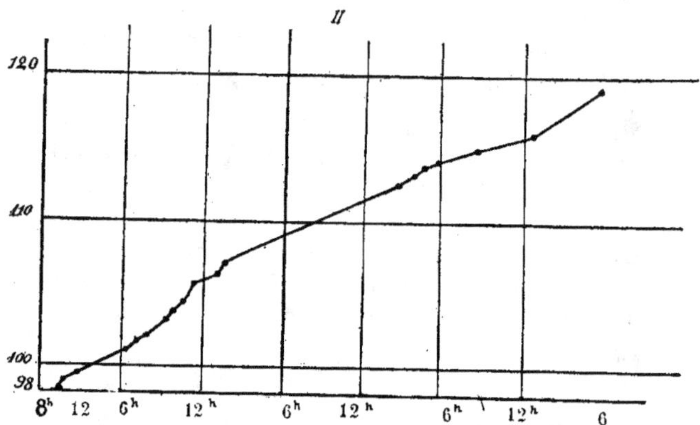

Nous voyons ici une ascension constante de la colonne d'eau, ce qui indique une suractivité continue dans la respiration de la première patte par rapport à la deuxième.

Expérience III. — Les pattes sont disposées dans les tubes 1 et 2 (capacité du tube 1 : 39^{cc},94 ; du tube 2 : 39^{cc},78). Le poids des deux pattes est de 11^{gr},5. La patte placée dans le deuxième tube a été traversée pendant 10 minutes par un courant de 2 milliampères 2.

Les lectures sont faites sur la colonne 2 (la graduation va donc de 1 vers 2), et pour le thermomètre différentiel sur la colonne située du même côté. La correction des erreurs produites par l'échauffement inégal des 2 tubes sous l'influence des conditions extérieures diverses (courants d'air, soleil, etc.) a été faite en retranchant des nombres lus la variation donnée par le thermomètre différentiel.

			Lecture.	Thermomètre différentiel.	Température extérieure.	Nombres corrigés.
1re journée.	10^h 10^m	matin. .	95^{mm},0	97^{mm},0	10°5	95^{mm},0
	11 20	. .	96 ,0	97 ,0	10°6	96 ,0
	1 30	soir . .	99 ,5	97 ,2	10°6	99 ,3
	2 00	. .	100 ,0	97 ,5	11°0	99 ,5
	3 00	. .	101 ,5	97 ,5	12°0	101 ,0
	4 00	. .	102 ,0	97 ,5	12°0	101 ,5
	5 00	. .	103 ,7	98 ,0	12°0	102 ,7
	7 00	. .	105 ,0	98 ,0	11°4	104 ,0
2e journée.	6 15	matin. .	116 ,5	98 ,0	10°0	115 ,5
	7 15	. .	117 ,5	98 ,0[1]	10°0	116 ,5
	8 15	. .	120 ,0	99 ,5	13°0	117 ,5
	9 15	. .	119 ,5	98 ,0	11°0	118 ,5
	10 15	. .	119 ,8	98 ,0	11°0	118 ,8
	11 15	. .	120 ,0	97 ,8	11°0	119 ,2
	1 00	soir . .	122 ,0	98 ,0	11°0	121 ,0
	3 15	. .	122 ,0	98 ,0	12°0	121 ,0
	4 45	. .	122 ,0	97 ,5	12°0	121 ,5
	6 10	. .	122 ,5	97 ,5	11°5	122 ,0
3e journée.	6 30	matin. .	125 ,0	97 ,5	11°5	124 ,5
	9 30	. .	125 ,0	97 ,5	11°5	124 ,5
	10 00	. .	125 ,0	97 ,5	11°0	124 ,5
	11 35	. .	125 ,0	97 ,5	8°0	124 ,5
	3 30	. .	125 ,0	97 ,5	13°0	124 ,5

1. Soleil entre 7 et 8 sur le tube 2.

Voici la courbe dressée avec les nombres corrigés.

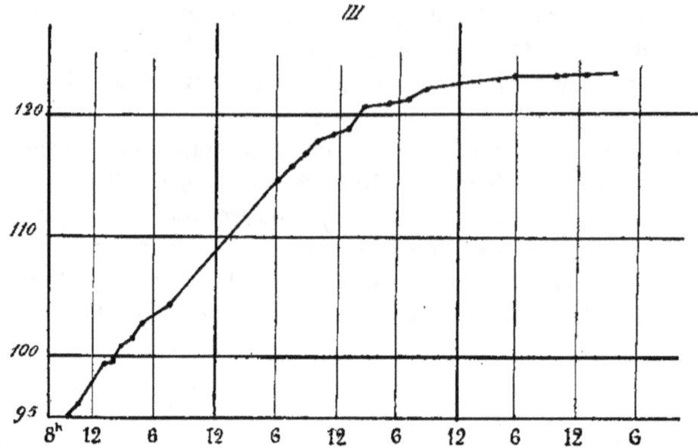

L'action du courant paraît ici épuisée dès le troisième jour.

Expérience IV. — Les pattes sont disposées dans les tubes 1 et 2 (capacité du tube 1 : 39cc,94 ; du tube 2 : 39cc,78). Leur poids est de 10 grammes pour les deux. L'une a reçu un courant de 20 milliampères pendant deux minutes. Elle est placée dans le tube 1. Dans le tube 2 on met la patte normale. Les lectures sont faites sur la colonne 2.

		Lecture.	Thermomètre différentiel.	Température extérieure.
1re journée.	10h00m matin. . . .	100mm,0	97mm	13°5
	10 15	100 ,0	97	13°5
	10 23	100 ,5	97	13°5
	10 30	100 ,6	97	13°5
	10 45	101 ,5	97	13°5
	10 55	102 ,0	97	13°5
	11 05	102 ,5	97	13°5
	11 12	103 ,0	97	13°5
	11 15	103 ,0	97	13°5
	11 40	104 ,0	97	13°5

			Lecture.	Thermomètre différentiel.	Température extérieure.
1re journée.	12h 10m	....	105,5	97	13°5
	1 05	soir	107,0	97	13°5
	1 35	....	108,0	97	13°5
	2 07	....	109,0	97	13°2
	3 00	....	111,0	97	13°2
	3 45	....	112,1	97	13°2
	4 20	....	113,0	97	13°3
	5 15	....	114,0	97	13°3
	5 55	....	114,5	97	13°2
	6 00	....	115,0	97	13°0
	6 40	....	116,0	97	13°0
	7 00	....	116,3	97	13°0
2e journée.	6 03	matin. ...	126,0	97	10°5
	9 00	....	127,5	97	11°5
	11 03	....	129,0	97	11°5
	1 35	soir	129,5	97	11°7
	2 40	....	130,0	97	11°8
	5 00	....	130,3	97	12°2
	6 30	....	130,5	97	12°2

IV

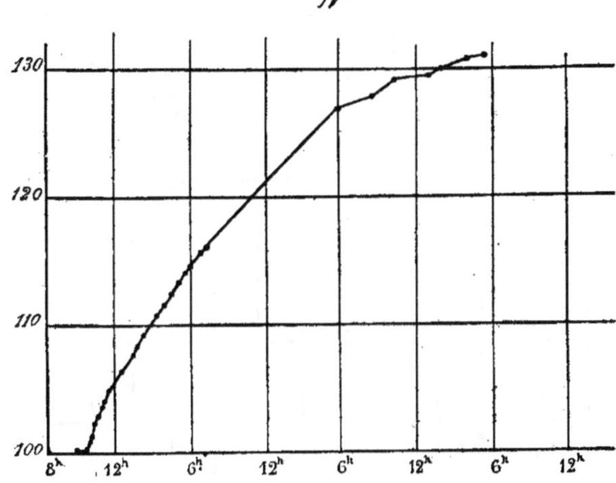

Expérience V. — Les deux pattes d'une grenouille pesant ensemble 10 grammes sont disposées dans l'appareil. La première a reçu un courant de 2 milliampères pendant 15 minutes ; l'autre est normale et n'a rien reçu.

		Lecture.			*Lecture.*
1re journée.	8h 15m mat. . .	22mm,0	2e journée.	6h 15m mat. . .	44mm,0
	8 30 . .	23 ,0		8 00 . .	46 ,0
	9 00 . .	23 ,0		9 00 . .	47 ,0
	9 15 . .	23 ,5		11 05 . .	48 ,0
	9 30 . .	24 ,0		1 10 soir. .	50 ,0
	10 00 . .	25 ,0		2 30 . .	51 ,5
	10 55 . .	26 ,0		5 30 . .	54 ,0
	11 30 . .	27 ,0		7 00 . .	56 ,0
	1 00 soir. .	28 ,0	3e journée.	8 45 mat. .	63 ,0
	2 00 . .	29 ,0		11 00 . .	64 ,0
	2 45 . .	29 ,5		1 00 soir. .	65 ,0
	3 45 . .	30 ,0		2 00 . .	66 ,0
	4 25 . .	31 ,0		6 00 . .	68 ,0
	5 35 . .	32 ,0		6 45 . .	68 ,0
	6 15 . .	33 ,0	4e journée.	7 15 . .	69 ,0
	6 50 . .	34 ,0		9 15 . .	69 ,0
				11 45 . .	71 ,0

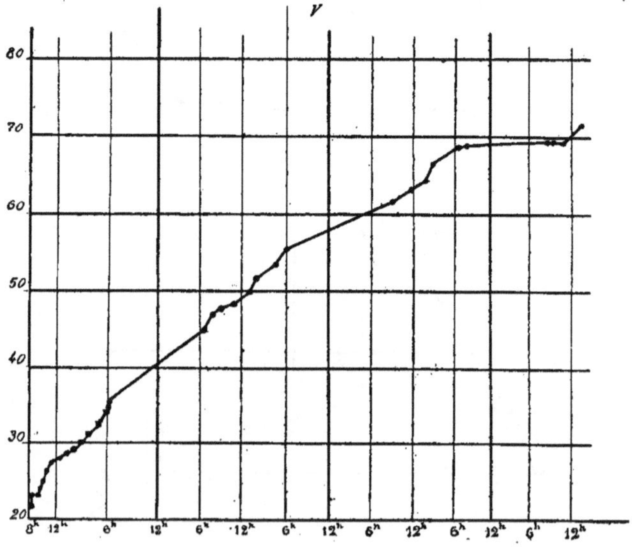

Ces diverses expériences, qui ne nous donnent pas la valeur absolue de l'absorption d'oxygène des muscles comparés, mais indiquent seulement la suractivité de la patte qui a été électrisée, prouvent que l'action du courant sur les échanges respiratoires du muscle *persiste d'une façon régulière pendant un temps relativement assez long après le passage du courant.*

Afin d'avoir non plus seulement des indications sur la durée et l'importance relative de cette suractivité respiratoire, mais la mesure absolue de l'oxygène absorbé par chaque patte, nous avons, toujours en nous servant des mêmes tubes à expérience, employé un dispositif nous permettant d'effectuer, à une pression constante, la mesure de l'oxygène absorbé. C'est donc le volume qui sera l'élément variable.

La figure 4 donne une vue d'ensemble de l'appareil. Trois tubes (t. 1, t. 2, t. 3) sont fixés verticalement les uns

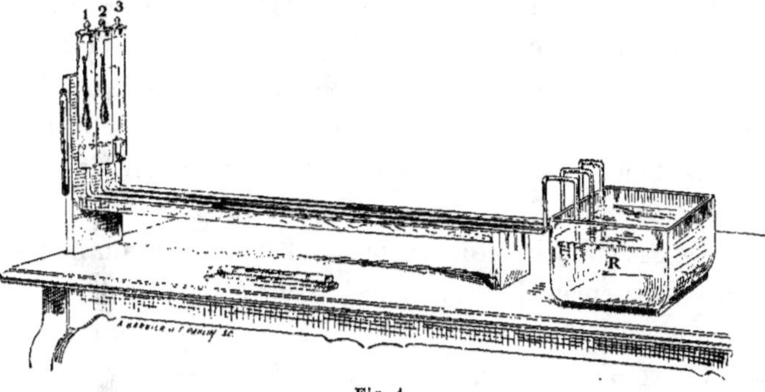

Fig. 4.

à côté des autres. Chacun se continue à sa partie inférieure par un long tube de verre horizontal de faible diamètre, plongeant par son extrémité libre dans un réservoir d'eau, R, dont le niveau est à la même hauteur que lui. Deux des tubes verticaux sont destinés à recevoir les pattes dont on veut constater l'absorption d'oxygène. Le troisième sert de comparateur et renferme une masse gazeuse invariable. Il permettra d'effectuer les corrections de pression et de température. Pratiquement, nous nous sommes contentés de retrancher des nombres lus directement, les variations de volume du comparateur. Dans nos expériences, en effet, nous n'avons jamais eu que de légères variations de ce dernier, et son volume se rapproche suffisamment de celui des tubes à respiration lorsque les pattes s'y trouvent, pour que nous n'ayons, en opérant ainsi, qu'une erreur insignifiante.

Nous disposons dans chaque tube, y compris le comparateur, une bande de buvard imbibée de potasse, comme pour les expériences précédentes. Il n'y a plus qu'à suspendre aux bouchons les pattes dont on désire étudier l'activité respiratoire. On a soin de n'enfoncer le bouchon de verre de chaque tube qu'après avoir amené la colonne d'eau remplissant le tube horizontal en un point déterminé constituant le zéro de la graduation dont une division correspond à un centième de centimètre cube.

De cette façon, à tout instant de l'expérience, on pourra lire directement le volume de l'oxygène absorbé depuis le début.

Le volume des tubes que nous avons employés était, pour les tubes 1 et 2, de 52^cc^,5, jusqu'au zéro de la graduation.

Celui du comparateur (t. 3) était de 43 centimètres

cubes jusqu'au point marqué 100 centièmes de centimètre cube où nous amenions toujours la colonne liquide au début des expériences. Les mêmes soins antiseptiques que nous avons pris pour les expériences précédentes ont été pris aussi pour celles-ci, relativement à l'appareil et aux muscles employés.

Voici quelques-unes des nombreuses expériences que nous avons effectuées avec ce dispositif.

Expérience I. — Les deux pattes d'une grenouille, pesant chacune 3 grammes, sont placées dans les tubes 1 et 2, immédiatement après avoir été séparées du corps et dépouillées.

Le tableau ci-dessous indique l'absorption d'oxygène aux moments où les lectures ont été faites. La correction de pression et de température a été faite comme nous l'avons indiqué plus haut.

	1. (Volume initial : 48,14.) Absorption d'oxygène.	2. (Volume initial : 48,16.) Absorption d'oxygène.	T.
	c. c.	c. c.	
8h00m matin. . .	0,00	0,00	19°0
8 07 . . .	0,03	0,005	19°0
8 15 . . .	0,04	0,01	19°0
8 30 . . .	0,08	0,055	19°0
8 45 . . .	0,105	0,095	19°0
9 00 . . .	0,135	0,125	19°0
9 15 . . .	0,165	0,155	19°0
9 30 . . .	0,18	0,19	19°0
9 45 . . .	0,205	0,22	19°0
10 00 . . .	0,23	0,25	19°0
10 30 . . .	0,25	0,28	19°0
10 45 . . .	0,27	0,31	19°0
11 00 . . .	0,29	0,335	19°0
11 15 . . .	0,315	0,355	19°0
11 30 . . .	0,335	0,385	19°2
11 45 . . .	0,36	0,41	19°2
11 50 . . .	0,365	0,415	19°2
12 15 . . .	0,41	0,46	»
1 05 soir . . .	0,49	0,55	19°0

	1. (Volume initial : 48,14.) Absorption d'oxygène.	2. (Volume initial : 48,16.) Absorption d'oxygène.	T.
	c. c.	c. c.	
$1^h 23^m$ soir . . .	0,50	0,56	19°4
1 30 . . .	0,52	0,58	19°4
1 49 . . .	0,545	0,60	19°2
2 00 . . .	0,56	0,62	»
2 30 . . .	0,61	0,67	19°1
2 45 . . .	0,64	0,70	19°1
3 05 . . .	0,675	0,73	»
3 30 . . .	0,70	0,765	19°1
4 00 . . .	0,77	0,82	18°8
4 15 . . .	0,78	0,85	19°0
4 35 . . .	0,805	0,87	19°0
4 45 . . .	0,82	0,885	19°0
5 00 . . .	0,84	0,905	19°0
5 20 . . .	0,86	0,93	19°0
5 30 . . .	0,885	0,955	19°0
5 45 . . .	0,91	0,98	19°0
6 20 . . .	0,96	1,03	19°0
6 30 . . .	0,975	1,055	19°0
6 45 . . .	1,00	1,065	18°8
7 05 . . .	1,03	1,10	18°8
9 00 . . .	1,195	1,26	18°5
9 15 . . .	1,21	1,285	18°5
9 30 . . .	1,23	1,30	18°5
9 50 . . .	1,263	1,33	18°5
10 00 . . .	1,27	1,335	18°5
10 15 . . .	1,29	1,36	18°5
10 35 . . .	1,325	1,39	18°5
10 50 . . .	1,34	1,41	18°5
11 00 . . .	1,36	1,43	18°5

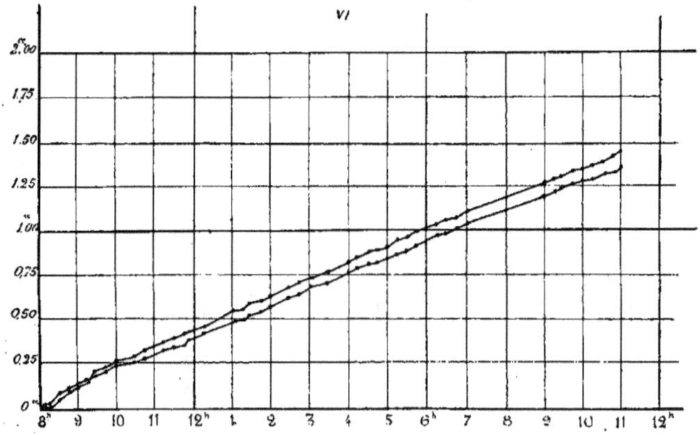

A ce moment, les pattes étaient encore excitables à la fermeture d'un courant de 3/10 de milliampère, effectuée directement sur le muscle.

Ce tracé nous montre que deux pattes identiques présentent à peu près la même courbe d'absorption.

Expérience II. — Les deux pattes d'une grenouille, pesant chacune 5 grammes, sont placées dans les tubes 1 et 2.

Auparavant la première patte a été traversée par un courant de 1,5 milliampère pendant 10 minutes.

	1. (Volume initial : 46,06.) Absorption d'oxygène.	2. (Volume initial : 46,11.) Absorption d'oxygène.
	c. c.	c. c.
11h30m matin. . . .	0,00	0,00
11 45	0,08	0,05
12 00	0,13	0,095
1 20 soir	0,43	0,31
1 30	0,45	0,325
1 45	0,49	0,345
2 05	0,545	0,385
2 15	0,58	0,42
2 30	0,625	0,445
2 45	0,67	0,475
3 00	0,71	0,50
3 15	0,76	0,54
3 30	0,80	0,565
3 45	0,845	0,605
4 00	0,895	0,635
4 15	0,935	0,67
4 30	0,99	0,71
4 45	1,035	0,74
5 00	1,085	0,78
5 15	1,12	0,81
5 30	1,17	0,84
5 45	1,225	0,89
6 00	1,265	0,915
6 15	1,31	0,96
6 30	1,37	1,01
6 45	1,40	1,03

A ce moment, les pattes étaient encore excitables. La seconde réagissait fortement à la fermeture d'un courant de 1 milliampère, tandis qu'il fallait 5 milliampères pour déterminer la secousse de la première.

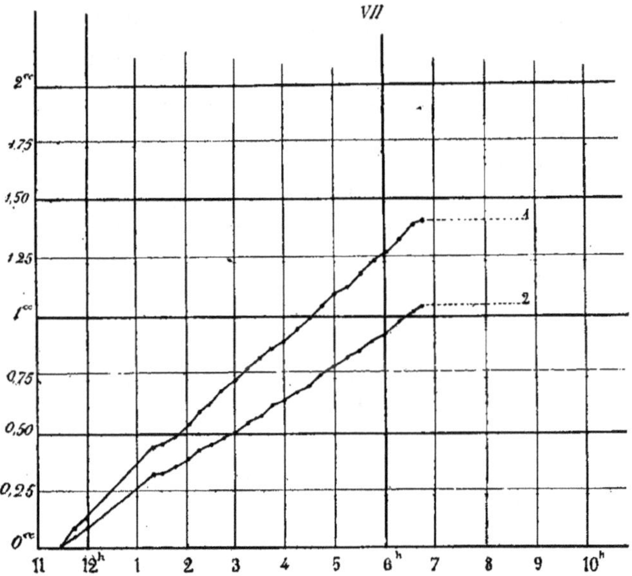

Expérience III. — Les deux pattes d'une grenouille, pesant chacune $2^{gr},5$, sont disposées dans les tubes 1 et 2. La première patte a été traversée auparavant par un courant de 1 milliampère pendant 10 minutes. L'autre patte n'a pas été électrisée. Le tableau ci-dessous indique l'absorption d'oxygène constatée à des moments divers de l'expérience.

	Tube 1. (Vol. initial : $47^{cc},67$.)	Tube 2. (Vol. initial : $47^{cc},67$.)	Température.
	c. c.	c. c.	
1re journée. 7^h25^m mat. .	0,00	0,00	15°9
7 30 . .	0,01	0,01	15°9
7 45 . .	0,065	0,055	15°9

	Tube 1. (Vol. initial : 47cc,67.)	Tube 2. (Vol. initial : 47cc,67.)	Température.
	c. c.	c. c.	
1re journée 8h 00m mat. .	0,105	0,085	15°9
8 15 . .	0,14	0,12	15°9
8 30 . .	0,165	0,145	15°9
8 45 . .	0,195	0,17	15°9
9 00 . .	0,215	0,195	15°9
9 20 . .	0,235	0,21	15°9
9 40 . .	0,265	0,245	15°9
10 00 . .	0,295	0,265	16°0
10 20 . .	0,315	0,285	16°0
11 00 . .	0,37	0,33	16°0
11 15 . .	0,39	0,345	16°0
11 45 . .	0,425	0,385	16°0
12 10 . .	0,455	0,405	16°0
1 25 soir. .	0,54	0,48	16°2
1 45 . .	0,565	0,495	16°2
2 00 . .	0,58	0,515	16°5
2 15 . .	0,60	0,53	16°5
2 30 . .	0,62	0,545	16°5
3 00 . .	0,65	0,575	16°5
3 15 . .	0,67	0,59	16°5
3 30 . .	0,695	0,61	16°5
3 50 . .	0,72	0,625	16°5
4 05 . .	0,74	0,645	16°6
5 00 . .	0,79	0,69	16°8
5 35 . .	0,825	0,72	16°8
6 00 . .	0,85	0,73	16°9
6 15 . .	0,818	0,76	17°0
6 30 . .	0,70	0,775	17°0
6 45 . .	0,915	0,79	16°9
7 00 . .	0,945	0,805	16°8
9 15 . .	1,125	0,95	16°5
10 00 . .	1,57	0,995	16°5
10 30 soir. .	1,20	1,015	16°5
2e journée. 6 20 mat. .	1,72	1,44	16°0
6 30 . .	1,73	1,45	16°0
7 00 . .	1,77	1,48	16°0
7 35 . .	1,81	1,51	16°0
8 00 . .	1,835	1,525	16°1
8 30 . .	1,87	1,56	16°5
9 00 . .	1,905	1,575	16°5
10 00 . .	1,995	1,64	16°5
10 35 . .	2,12	1,73	16°7
12 10 . .	2,16	1,76	16°8
1 20 soir. .	2,26	1,83	17°0
2 20 . .	2,355	1,90	17°0
5 30 . .	2,715	2,15	17°8

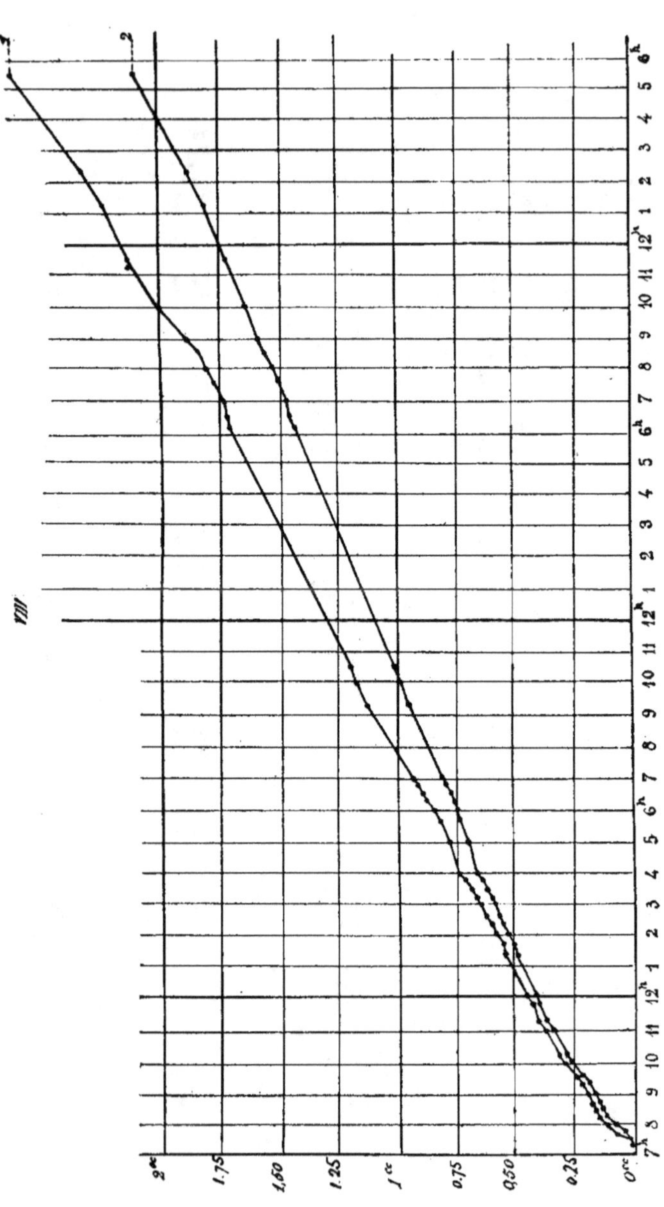

Si l'on considère par exemple les deux courbes ci-dessus, on voit que la surabsorption d'oxygène par la patte qui a été électrisée pendant 10 minutes augmente proportionnellement au temps, pendant un jour et demi, ce qui n'est pas le type d'une action chimique proprement dite. C'est une suractivité toujours constante aux différents instants de l'expérience, même quand on s'éloigne de l'action qui l'a déterminée. Aussi a-t-il semblé à M. le professeur agrégé Guilloz qu'une telle action ne pouvait être mise sur le compte d'une action chimique ordinaire. Cette suractivité dans les oxydations, se faisant après le passage du courant, d'une façon constante, pendant un temps considérable, ressemble bien aux phénomènes chimiques produits par les ferments solubles. Tout se passe comme si le courant continu, en agissant sur un tissu pendant un temps relativement très court, exaltait l'activité des oxydases qui y sont contenues, à moins qu'il n'engendre la formation d'une plus grande quantité de ces dernières.

Une telle persistance n'aurait pas lieu dans le cas où l'on provoquerait cette suroxydation par une action chimique ordinaire.

Ainsi, par exemple, si l'on soumet le tube à expérience contenant le muscle, soit à des effluves statiques, soit, mieux encore, à des effluves de Tesla, on voit l'absorption d'oxygène augmenter, pour diminuer rapidement lorsque l'on cesse l'effluvation. Cette action ne persiste pas pendant un temps considérable, comme celle qui a lieu dans un muscle après le passage du courant continu.

L'action du courant continu peut s'exercer soit en agissant directement sur la substance protoplasmique vivante, soit par l'intermédiaire d'actions nerveuses directes ou indirectes.

Nous ne dénions pas l'action du courant continu par voie nerveuse ; il est même certain qu'une telle action existe. Mais ce n'est pas vers l'étude de ces phénomènes que sont dirigées ces expériences.

Nous avons établi seulement que le courant continu agissait directement sur la substance protoplasmique elle-même.

On peut se poser la question suivante : Le muscle extrait du corps n'est-il pas un réactif d'une extrême sensibilité permettant d'étudier les modifications des oxydations sous l'influence d'agents divers ?

Oui, certainement, il décèlera ces modifications lorsque l'action étudiée sera une action directe sur la substance protoplasmique elle-même, mais sera très probablement impuissant à les mettre en évidence, si cette action se fait indirectement par l'intermédiaire du système nerveux.

Conclusions.

Par des observations cliniques portant sur des ralentis de nutrition soumis au courant continu, M. le professeur agrégé Th. Guilloz a été conduit à admettre une action globale du courant continu sur l'organisme, se traduisant par une augmentation dans l'activité de nutrition.

Des expériences physiologiques ont été entreprises dans différentes voies pour élucider cette action.

Cette thèse est l'exposé des recherches faites par M. Guilloz sur l'absorption de l'oxygène par le muscle pendant sa survie, recherches auxquelles il a bien voulu complètement nous associer, et que nous avons patiemment poursuivies avec lui.

Ce travail établit les conclusions suivantes :

1° Le courant continu active la respiration du muscle isolé pendant qu'il le traverse;

2° Cette suractivité n'est pas seulement limitée au temps où passe le courant, mais elle persiste après sa cessation;

3° Elle est déterminée par des courants de densité correspondant à celle des forts courants employés en thérapeutique;

4° Cette suractivité étant constante après le passage du courant, l'augmentation des oxydations dans le muscle doit probablement être attribuée à une action du courant sur les oxydases des tissus.

Nancy, imprimerie Berger-Levrault et Cie.

www.ingramcontent.com/pod-product-compliance
Lightning Source LLC
LaVergne TN
LVHW020036170826
845678LV00001B/281

* 9 7 8 2 3 2 9 6 9 7 5 4 3 *